# 40歳からきれいな身体をつくる

筋力をつけて、
10歳若く

Yumi Yamaoka 山岡有美

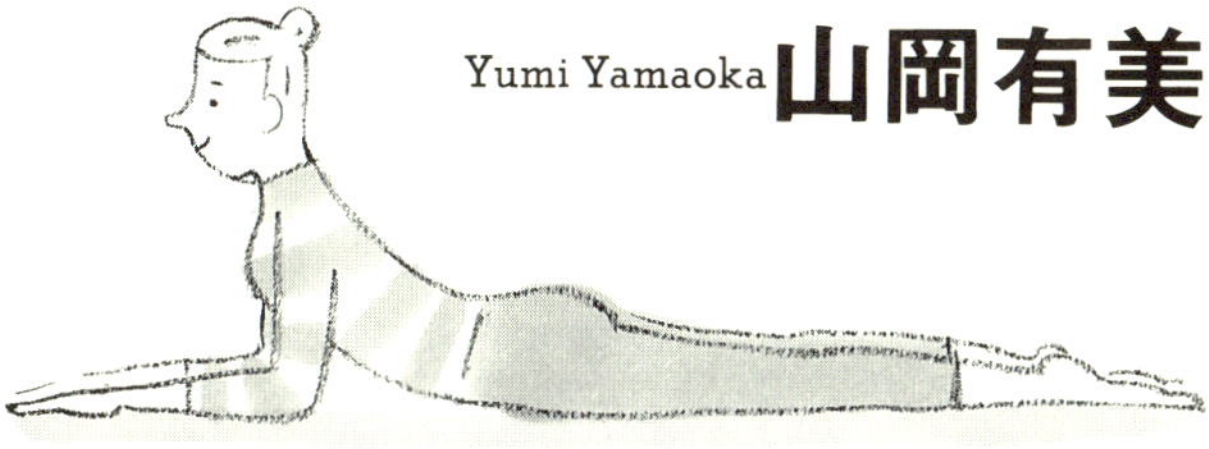

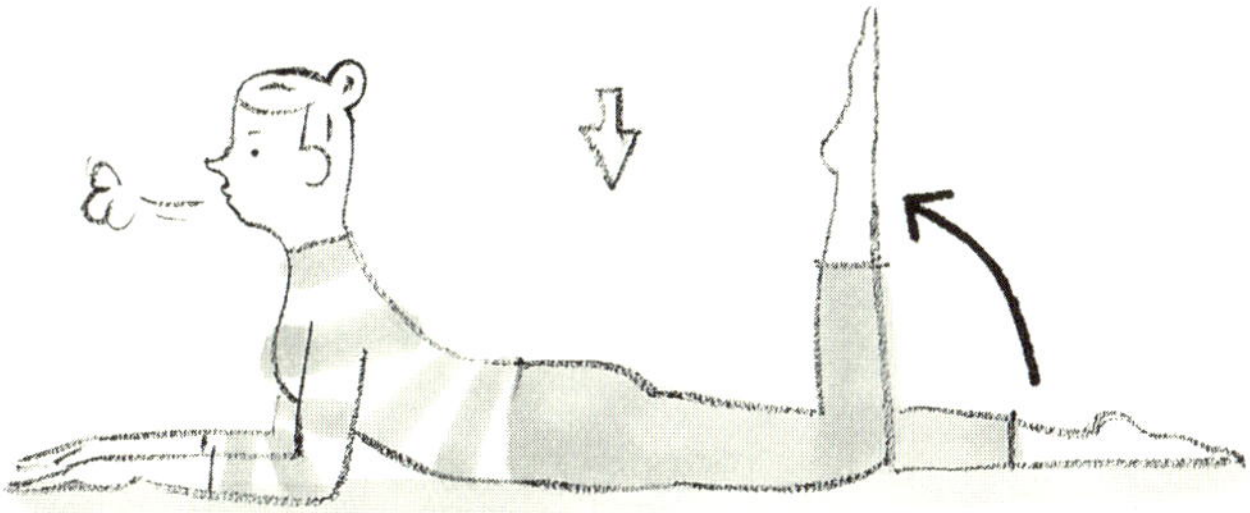

草思社

本文・カバーイラストレーション　角口美絵
本文レイアウト　中村香織

# 目次

**COLUMN**

# 40歳からきれいな身体をつくる

筋力をつけて、10歳若く

# はじめに

私は、毎年勉強のためにニューヨークへ出かけています。今年も三月の末に、一週間ほど行ってきました。向こうに行くと、健康への意識の高さにいつも驚かされます。セントラル・パークでは去年まではウォーキング一色という感じでしたが、今年はまたジョギングをしている人をたくさん見かけました。

なかには、ベビーカーを押しながらジョギングしている女性までいました。赤ちゃんがいても、いいえ、赤ちゃんがいるからこそかもしれませんが、自分の健康のために走っている女性のその姿には、感心させられました。

ニューヨークに住む知人に話を聞くと、アメリカの健康保険料は子どものいる家庭だと月に五〇〇〜六〇〇ドルもかかるそうです。あまりに高くて保険料を払えない人もいるとか。こうした医療制度の違いもあるのでしょうが、ニューヨーカーは自分の健康への意識がとても高いように思えます。

今回泊まったシェラトン・ホテルにはスポーツ・ジムがあるのですが、そこは二四時間オープンしています。のぞいてみると、夜中でも早朝でもトレーニングしている人がちゃんといるのです。街のいたるところにジムやダンス・スタジオがあり、それだけ生活の一部として溶け込んでいるのだと思いました。

企業で重要な仕事を任されている人間に対しては、ジムに通う費用を会社が負担してくれるところもあるそうです。これは、

「ストレスで病気になって仕事を休まれては困る、それならジムに通って健康になって、その分いい仕事をしてもらおう」

という、いかにもアメリカらしい論理なのでしょう。

日本では病気になったとき、アメリカほどの費用はかからないかもしれません。それでもお金はかかるし、今の健康保険制度がこの先ずっと続くという保証はありません。病気にならないことが大切なのは同じです。

医学や科学の発達によって、病気はストレスが原因で起きることが多いことがわかってきました。心身の状態をよくして、ストレスをためない生活を送らなければいけません。

そのためには、まず筋肉を鍛えましょう。筋肉を鍛えることが心身の健康につながるのです。とくに大切なのは四〇歳からの筋肉のトレーニングです。私は中高年の人びとが家

庭で道具も使わず手軽にできて効果が表れる運動をプログラミングしました。一人でも多くの方が健康の大切さに気づき、この本のエクササイズを生活に取り入れ、よりしなやかで健康な身体で二一世紀を生きていかれることを願うからなのです。

# 四〇歳は自分の生き方と身体を見直す年齢

私は、四〇歳になったら一度ちょっと立ち止まって、自分の生き方について改めて考えてみるべきだと思っています。人生を白いキャンバスにたとえると、二〇代はデッサン、三〇代はその描いたデッサンに少し好きな色を塗り始めた時期、そして四〇歳はちょっと筆を休めて絵の全体を見直し、どんな作品にしようか改めてチェックする時期だと思うのです。

「これまでの構想のままでいい。このままどんどん塗っていこう」

と思う場合もあるでしょうし、

「最初に考えていたイメージからだんだんはずれてきたみたいだ。大幅に修正をする必要があるかな」

と考える場合もあるでしょう。この筆を休めて、キャンバスからちょっと距離を置いて全体を見る、これが四〇歳に必要な作業なのです。

でも、なぜ四〇歳なのでしょうか。現在の日本人の平均寿命は、男性が約七七歳、女性が約八四歳。人生はおよそ八〇年と考えることができます。つまり、四〇歳は、人生のちょうど半分、折り返し地点にあたります。

四〇歳という年齢は、人生の中間地点というだけではありません。男性も女性も人生のなかでもっとも大切な時期にさしかかっているのではないでしょうか。会社で働いている人であれば、中間管理職として重要な仕事を任されているでしょう。家庭では、子どもがある程度大きくなったとはいえ、一人立ちさせるまでにはまだ手間も時間もお金もかかります。忙しい毎日を送っていて、とてもそんな立ち止まって考えている暇なんかないと言われるかもしれませんね。

しかし、忙しくて、もっともエネルギーがかかる頑張らなければいけない時期であるからこそ、見直してみる必要があるのです。

「これまでは子育てで大変だったけど、そろそろ仕事を再開しようかしら」

と考える女性もいるでしょう。

「今の仕事をこのままずっと続けていいのだろうか。資格を取って転職したい」

という男性もいるでしょう。もちろん仕事だけではありません。趣味やボランティアなど、新しいことにチャレンジしたいと思っている人も多いはずです。

もちろん、何かをしようと思うのに遅すぎるということはありません。五〇歳でも六〇歳でもいいのです。「どうせ今からやったって遅すぎる」とあきらめることはありません。しかし、五〇歳、六〇歳になってから見直すよりも、四〇歳でいったんこの作業を行っておけば、これからの四〇年をより充実させることができるはずです。四〇歳は働き盛り、人生の中間地点という意味で、これまで自分が生きてきた道を整理し、これからの生き方を見直す最適の時期なのです。いわば二回目の成人式を迎えるつもりで、気持ちを新たにするといいと思います。

見直す必要があるのは、仕事や家庭、生き方だけではありません。これらすべての土台となるのが、身体なのです。仕事も家庭も勉強も趣味も、何をするにもとにかく身体が資本です。健康でなければ何もできません。新しいことにチャレンジしようという意欲も湧かなくなります。心身ともに落ち込んだり、生活習慣病が芽生えやすい時期でもあるからです。最も多忙な時期だけに、疲労やストレスがたまり、身体の不調が表れてくる頃なのです。ですから、四〇歳になったら自分の身体についても、ぜひメンテナンスをしてほしいと思うのです。

「四〇歳になったら自分の顔に責任をもて」

という言葉がありますが、私は顔だけでなく、

「四〇歳になったら、自分の身体に責任をもつべきだ」

と考えています。アメリカではご存じのように、一九七〇年、八〇年代から、

「自分の身体（体重）すらコントロールできない人間に、どうして部下が管理できるか」

ということで、ビジネスの成功にはダイエットが必要になっていました。しかし最近では身体活動能力が高ければさしつかえない、というふうに変わってきているようです。私は毎年勉強のためにニューヨークに行くのですが、朝のセントラル・パークではウォーキングやジョギングをしている人が非常に多くいます。また仕事が終わったあとは、男女を問わず、街のいたるところにあるフィットネス・クラブやジム、ダンス・スタジオで汗を流しています。なかには、フィットネス・クラブでエクササイズをして、ブランチしながら仕事の打ち合わせをする人もいるくらいで、それほどエクササイズが生活の一部になっているということです。そして彼らは、身体を動かすことの気持ちよさを実感として知っているからこそ、それが長続きするのだとも思います。また、病気になると日本とは比べものにならないほどお金がかかるという切実な現実を抱えているせいでもあります。

身体に責任をもつというのは、なにも体重のコントロールだけを指すのではありません。いくら肥満度が高くなくても身体のあちこちに支障があっては、人生でもっともハードな四〇代を乗り切ることはできません。また、とくにどこかが悪いという症状はなくても、身体がだるいとか疲れやすいというのでは、チャレンジ精神も起こりません。人生そのものはいくらこうしたいと思ってもなかなか思うようにはいきませんが、ポジティブな精神の健康を保つうえでも、せめて自分の身体くらいは、自分の意志どおりに動かせるような状態でありたいですね。

人生八〇年であるとすれば、まだこれから四〇年間を生きるわけですから、すべての土台である自分の身体について、点検することはとても大切なことです。忙しくて大変な時期だからこそ、今しっかりと見つめ直しておくべきなのです。

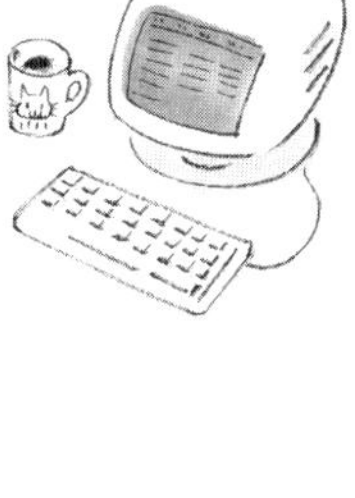

# 生活年齢と暦年齢　生き生きとしている人とそうでない人

あなたは年齢をきかれたら、どんなふうにお答えになりますか。女性の場合は初対面の人にいきなり年齢をきかれたら、

「この人はなんて失礼なことをきく人だろう」

と頭にくるかもしれませんね。私だって見ず知らずの人に突然きかれたらそう思ってしまいます。

ところで、私は年齢というものには二種類あると思っています。ひとつは、「一九××年生まれで、今年××歳になる」という、暦上の年齢。これはどうあがいても動かしよう、変えようがありません。

しかし、年齢というのはこの「暦年齢」だけではありません。

私は、つねづね、「生活年齢」という言葉を好んで使っています。暦年齢ではなく、その人の若々しさを計るものさしとして使っているのです。見ための若さもそうですし、健康な肉体、

体力があれば、その人の生活年齢は若々しいということになります。

もちろん、肉体面ばかりではありません。いつも前向きでくよくよしない、何事にも積極的に取り組む人は生活年齢が若々しいと言えます。そしてこの精神的な若々しさは心の豊かさとともに、肉体的、体力的にゆとりがあるからこそ生まれるものでもあります。身体がピュアでないと、心もピュアに保てません。

暦年齢は同じでも、この生活年齢は人によってずいぶん差があるように思います。たとえば同じ四〇歳でも、なんとなく疲れて覇気のない人もいれば、溌剌としていて二〇代に見える人もいるでしょう。四〇歳はちょうどごまかしがきかなくなってくる年齢です。

五〇歳、六〇歳、七〇歳と暦年齢が上がるにつれ、生活年齢の差はもっと広がります。それは、生活年齢というのはその人がどんなふうに生きてきたか、どんな生活をしてきたかをくっきりと反映するからなのです。身体に気をつけて健康を保ち、その結果どんなに忙しくても疲れを残さず、前向きでみずみずしく、生き生きしている人。反対に自分の身体や健康には何も気を配らず、食べたいだけ食べて病気がちになり、仕事も趣味も途中で挫折、気持ちもすっかり暗くなってしまう人。どちらになりたいか、答えは明らかですよね。

ロシアのバレリーナでマイヤ・プリセツカヤという人がいます。その踊る姿はきれいで華やかで、私の大好きなバレリーナの一人ですが、彼女の暦年齢はなんと七二歳！　世界で最高齢のプリマドンナです。

彼女は今でも現役で舞台で踊り、とくに、「瀕死の白鳥」は、観る人に多くの感動を与えています。公演を観にいって、私服の彼女を間近に見ましたが、かっこよくて颯爽としていて、とても七二歳には見えませんでした。肉体を日々怠ることなく鍛えているバレエの世界でも、彼女のような人は滅多に現れることはありません。ソ連時代、多くの才能あるバレリーナ、バレエ・ダンサーが亡命したときも、彼女は国が手放してくれませんでした。ずっとモスクワのボリショイ・バレエ団で、いわば国を背負って踊り続けてきた女性です。肉体の鍛錬と同時に、精神的な強靱さがあればこそ、七二歳になった今も人に感動を与えることができるのだと思います。

日本人女性では、デザイナーの森英恵さん、女優の岸恵子さんが素敵です。森英恵さんは表参道で何度かお見かけしたのですが、いつも颯爽としていて歩き方がとてもきれいです。岸恵子さんとは実際にお目にかかったことがあります。さすがは女優さんだけあって、華があり、とてもエレガントな女性でした。男性では俳優の高倉健さん。彼は私の知人がトレーナーとして指導しているジムで、今でもしっかり身体を鍛えているそうです。やはり表には出さない努力を続けていらっしゃるからこそ、日本を代表する俳優として活躍しつづけられるのだと思います。

ここに挙げた人たちは特別な例かもしれませんが、暦年齢は変えられなくても、生活年齢は自分の努力しだいでいくらでも若返らせることができます。生活年齢は若々しければ若々しいほど、活気に満ちたエネルギッシュな生活が送れるのです。そして大切なのは今その努力を始めること。七〇歳になって生活年齢を若返らせようと思うよりは、四〇歳の今から始めるほうが、ずっと楽にスムースにできるものなのです。

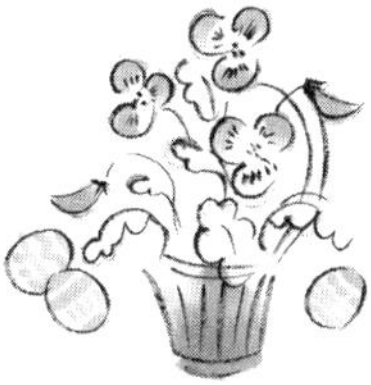

## 四〇代から必要な体力とは？

人間の身体がもっている能力は、「身体的」なものと、「精神的」なものの二つに大きく分けられます。「身体的」なものはさらに二つに分けられ、ひとつは「行動体力」といって、行動を起こしたり、持続したり、調節したりする能力。筋力、瞬発力、筋持久力、全身持久力、調整力、柔軟性などがこの行動体力です。

もうひとつは「防衛体力」で、四〇代から必要な体力とは、じつはこちらがメインなのです。防衛体力は「抵抗力」「免疫力」と言い換えてもいいのですが、さまざまなものに耐える能力のこと。たとえば暑さ、寒さに耐えたり、病原菌やウイルスに対しての抵抗力なども含まれます。あるいは、お腹がすいた、喉がかわいた、寝不足、時差などの生理的ストレスに耐える能力、そして緊張や不快、苦悩、恐怖、不満などの精神的ストレスに耐える能力。

防衛能力が高ければ、病気になりにくいし、病気になっても回復が早いということですね。同じように風邪をひいても軽い症状だけですむ人と、こじらせて肺炎になってしまう人。風邪をひくのは避けられなくても、できるだけ回数を少なく、しかも軽くすませられるなら、こんないいことはありません。

同じ仕事を引き受けても、疲労や緊張に耐えられるほうが、ストレスをためこまずに、気持ちよく仕事をすることができるわけです。

若々しさの源である体力をつけるうえで、ぜひこの防衛体力をしっかり高めていきたいものです。

# 高価な服で着飾っていても崩れた姿勢では台無し

私は仕事の打ち合わせなどで、青山のレストランで食事をすることがあります。おしゃれなお店にはやはりそれなりの雰囲気をもつ人が多く来られています。とくに女性は、洋服にもお化粧にもヘアスタイルにも、とても気をくばっていて、

「日本の女性も本当におしゃれがじょうずになったな」

と、人ごとながら感心させられます。しかし、どこか素敵ではないと感じることがあるのです。これは私がエクササイズの仕事をしているせいでしょうか。背中を丸めてすわっている人。あるいは両脚がちょっと開いた状態で腰掛けている人。テーブルに頬づえをついている人。気になってしかたがありません。せっかくのおしゃれが台無しでもったいないなあと思ってしまうのです。

「背筋をピンと伸ばしてすわればもっと素敵に見えるのに」

とか、

「脚をそろえるだけで、うんと上品になるのに」

と、ついつい思ってしまいます。

男性の場合はもっと注文をつけたくなります。女性はおしゃれに気を配り、口紅一本でも顔色の悪さを隠したりできますが、男性は違います。お化粧やヘアスタイルでカバーすることはできないだけ、よけい目につきます。

とくに気になるのが歩き方です。動作がキビキビしていないし、何よりも姿勢が悪いのです。背中が丸くなっていたり、顎をつきだして肩がすくんだ状態の人がかなりいます。あるいは太ってお腹をつきだして歩いている人。脚運びもコチョコチョしていて、颯爽として見えません。どうも背中というか後ろ側は自分では見ることができない、鏡でも見ることができない分、正直に疲れやくたびれが表れる気がします。身体は嘘がつけないのです。

一〇代や二〇代という若い時期は、洗いざらしのジーンズとTシャツだけでも潑剌としていてきれいです。着飾る必要なんかまったくありません。これが三〇代、四〇代と年齢を重ねるにつれ、日本人はどうもうわべだけ、外側だけ着飾る傾向があるように思えます。ブランド品の高価な洋服や靴、アクセサリー、流行のメイクやヘアスタイル。でも、これだけでいいのでしょうか。おしゃれとは自分のためだけでなく、人にもさわやかな気分になってもらうためにするもの。

エレガンス（優雅さ）というのは、けっしてうわべだけ着飾ったりお金をかけたからといって身につくものではありません。エレガンス（elegance）にちょっと音は似ているけれど、まったく意味の違う言葉に「アラガンス」（arrogance）という英語があります。「傲慢」という意味です。日本人は経済的にはとても豊かになりました。でも、どうもお金を使う場所をまちがっているのではないか、それがときにはアラガンスに見えるのではないかと思います。いえ、おしゃれをしたり、おいしいものを食べることが悪いとは言いません。身だしなみ、楽しみとしてそれはそれでいいことだと思っています。でもせっかく生活を楽しむゆとりがあるのなら、まずその前に、自分の身体にもっと投資してほしいのです。まず土台となる姿勢、そして内面、外面の両方をきわめる努力、それこそが粋というものです。

背筋がピンと伸びて颯爽と歩いていれば、それだけで人はエレガントです。姿勢を見れば、その人の生き方までみえてくる気がします。私はその人のもっているものをフルに動かしている姿こそ、人間として美しいといつも思っています。

一度こんなことがありました。やはりニューヨークでのできごとです。空港でお手洗いに行くと、アメリカ人の女性が掃除をしています。掃除が彼女の仕事なのです。この女性は、とても姿勢がよくて堂々としています。見ていて気持ちがいいほど、てきぱきと掃除をこなしています。誇りをもって自分の仕事をしている感じがしました。

姿勢の美しさ、動作の美しさこそお金をかけてでも手に入れたい、真のエレガンスです。そうすれば逆にうわべ、外側に過度のお金をかけないでも、十分にその人は美しいのです。人はみな、「自分らしく生きたい」と願っています。そのためにはどうすればいいのか、少し考えてみる必要があります。

現代は情報も物もあふれていて、お金を出せば何でも手に入る気がします。しかし、こういう時代だからこそ、年齢を重ねるにつれて、余分なものを削ぎ落としていく作業が必要になってくるのではないでしょうか。

たとえば、石を彫ったり木を彫ったりする人は、自分が抱いているイメージに近づけるために、不必要な角を落としながら一刀、一刀、彫り進めていきますね。このだんだんシンプルになっていく感じが、人生においても必要なのだと思います。自分にとって大切なもの、必要なものをイメージして、いらないものを脱ぎ捨てていくことが大切なのです。二〇代の人には「余分なものをどんどん自分のポケットに入れていきなさい」と言ってあげたいと思います。アンテナを広げていろいろなことを勉強して、吸収していく時期です。

しかし、四〇歳になったらそろそろポケットの中のいらないもの、日々の生活での余分なものは捨ててすっきりさせるべきではないでしょうか。

そのために何が自分にとってもっとも大切か、優先順位をつけなければなりません。男性も女性も、自分の身体そのものにもっともっと関心をもって大切に思い、身体にかける投資を惜しまないでほしいと思います。

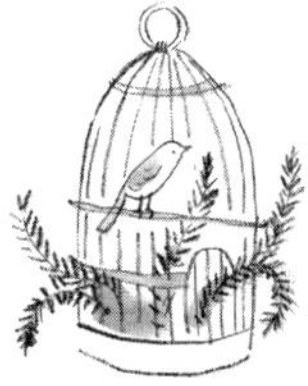

## 便利な生活と引き替えに失っているもの

現代の私たちの生活は、「豊かなもの」「便利なもの」にあふれています。お金をかけて、よりきれいな服を着る、よりおいしいものを食べる、これらはすべて物質的に豊かなものですね。

便利なものは、機械化文明では切り離せないものとして、生活に密着しています。車や電話、パソコン、インターネット……。テレビをつけるのもチャンネルを切り替えるのもリモコン。エアコンも照明器具もリモコンでOK。買い物は通販ですませられるし、食べ物はコンビニで買ってきて、電子レンジのボタンひとつでホカホカになります。洗濯だって掃除だって、すべて機械まかせです。人との関係が希薄になって、一日中一言も口をきかずに、それでも不都合なく過ごせてしまう時代です。出社しなくても自宅で仕事ができ、登校しなくても自宅で授業が受けられる、こうしたことがすでに現実化しはじめています。自分の家や部屋に閉じこもり、心がどんどん孤立化して貧しくなっていく気がするのは、私だけでしょうか。

人間は一度、豊かなもの、便利なものにふれると、どうもそれが手放せなくなるようです。

そして「もっと豊かなもの」「もっと便利なもの」を要求したがります。コマーシャリズムに乗せられて、それがないと恥ずかしいとか、人より遅れているような焦りに駆られます。その欲望にはキリがありませんね。しかし、豊かで便利であることがほんとうに幸せなのだろうかと疑問に思ったことはありませんか。

たとえば、子どものころは学校の帰りに道草したり、遠回りして帰ったり、とにかく歩くことが嫌いではない、いやむしろ楽しかった人がいるとします。それが大人になって会社に入って、「時間がないから」「疲れているから」と、ちょっとした距離でもタクシーを利用するとしましょう。

たしかにこれは便利です。自分の足がくたびれることはありませんし、道路が渋滞していない限り、うんと短い時間で目的地に着くでしょう。でも、こんなことが二回、三回と続くうちに、やがて時間があるときでも、疲れていなくても、どんな短い距離でもタクシーに乗るということがあたりまえになってしまいます。

歩くことが少なくなると、足腰の筋肉は衰えて、お腹や太ももには贅肉がつき、歩く姿勢も悪くなり、ますます歩くことが億劫になるにちがいありません。本来は、自分の足で好きなところに歩いていくのはとても楽しいことであったはずが、その喜びを失ってしまうのです。失うのは自分で動く喜びだけではありません。心身の調和も乱れ、運動不足が肥満を引き起こし、やがては生活習慣病になってしまうかもしれません。身体だって使わなければ錆ついてしまいます。便利なものに頼りすぎていると、自分で何かをしようとする意欲や、健康まで失ってしまいかねないのです。

以前、インドの北部の町ダラムサラを訪問したことがあります。標高一八〇〇メートル、ヒマラヤ山脈の丘陵地帯にある町です。ここでは、ノーベル平和賞受賞者で、世界仏教界、そしてチベットの政教両面の最高指導者であるダライ・ラマ十四世を頂点に、一三万五〇〇〇人ほどのチベット人が亡命生活を送っています。このとき、ダライ・ラマ法王に直接お話をうかがうことができました。多くのことを教えていただきましたが、なかでも、

「現代は科学技術の発展という点では不足はないが、私たちの心のなかには欠けているものがある。それは内なる真の暖かい気持ち、思いやりのある良き心である」「思いやりや優しさをもって生きれば、心も平和になる」

というお話が心に残っています。また、ダラムサラにはチベットから亡命してきた孤児たちが暮らしている「チベット子供村」があります。肉親を失ったり、離ればなれになっている子どもたちが何百人も共同生活を送っています。それぞれ心に傷もあるでしょうに、子どもたちは純真な笑顔を私に向けてくれました。すれ違うといつも小さな手を合わせて挨拶してくれるのです。洋服や学用品も十分とはいえない状況ですが、少しのお菓子をもらっても、他の子に

分け与える優しさをもっているのです。

子供村で働く人たちも物質的にはけっして恵まれていないのに、皆素朴で優しいのです。貧しいけれど、とても豊かな心。仏教に根ざした教えと、ダライ・ラマ法王の精神が大人たちの皆の心に宿っているのを感じました。そして、その大人たちの心が行動として具現化されているなかで、子どもたちはともに生活しているのです。私は、これこそ教育の原点だと思いました。

私の子供時代にはまだ日本にもこういう空気が残っていた気がします。チベットの人たちのなかで、私はタイム・スリップしたような不思議な懐かしさを感じました。人間の幸せは、けっして豊かさや便利さだけでは手に入れることはできないのですね。

もちろん、今日食べるものもないというのでは、人はとても穏やかな優しい気持ちではいられないでしょう。でも、物質的な豊かさや便利さばかりを追い求めていると、何か大きな忘れ物をしているような気がします。

# 美しい姿勢はその人の生き方を表す

背筋を伸ばした美しい姿勢は、それだけで健康につながります。呼吸のとおりがよくなって血行をよくし、新陳代謝がよくなるのです。東洋のヨガや気功の世界ではよく「気のとおりがよくなる」（エネルギーの流れがよくなる）と表現しますが、これも正しい姿勢から生み出されるものです。

まずは自分の姿勢を確認してみてください。家に全身が映る大きさの鏡を置いてみるのもいいし、街のショウウィンドウで確かめてもいいのです。恥ずかしがらないでじっくり見てください。

「あっ、猫背になっている」

「こんなにお腹をつきだして歩いてたのか」

多くの人はきっとびっくりするのではないでしょうか。これまでちっとも意識していなかった人は、驚きがそれだけ大きいと思います。

さて、そこからが重要です。美しい姿勢になりたいと思いませんか？　姿勢は健康の源ですが、人に与える印象も姿勢ひとつでずいぶん変わります。品格・品位がある、堂々としている、颯爽としているように見えるのです。若さを保つ、美しいしぐさにもつながるのです。

「女性にもっともてたい」

「男性からエレガントな女だと思われたい」

こんな動機でもいいのだと私は思います。いや、むしろこういう動機のほうが、努力も長続きするかもしれませんね。とにかく何でもいい、動機をもったら、努力を始めることです。立っているとき、座っているとき、歩いているとき、階段を上り下りするとき、しゃがんで物を拾うとき、シャキッと背筋が伸びているよう、できるかぎり意識しましょう。そして一日に最低でも一回は、鏡の前で自分の姿勢をチェックしてみてください。

基本の姿勢がちゃんと身につけば、今度は逆に姿勢をくずしたときも素敵です。一流モデルが脚を組んだり、テーブルで頬づえをついている姿が、それはそれできれいなのは、基本がしっかりと身についているからなのです。基礎、土台があればこそできる応用篇ということです。

美しい姿勢は、その人の生き方まで表しているように思えます。胸を張って堂々としていれば自信をもって生きている印象を与えるし、背中を丸めてうつむいてばかりいる人はいかにも消極的で自信がなさそうです。とても大切な仕事を任せようという気になれません。また、顎を突き出している人は、なんだか傲慢で、いつもいばっているようで、つき合いづらいと思ってしまいます。たとえ実際にはそうではなくても、人にそういう印象を与えてしまうものなのです。なぜでしょう。

そもそも人間のコミュニケーションというのは、言語（verbal）によるコミュニケーションは三割、残りの七割が非言語（non-verbal）によるコミュニケーションだそうです。つまり、私たちは言葉以外の伝達手段で伝えていることがとても多いのです。ふだん私たちは、言葉ですべてのことを伝えているように思っているかもしれませんが、それは錯覚で、じつは言葉以外のコミュニケーション（ボディ・ランゲージ）が圧倒的に多いということです。それは視線であったり、顔の表情であったり、身振り、手振り、ちょっとしたしぐさや動作など、身体を使った無意識の表現なのですが、何気ない姿勢もそのひとつと言えるのではないでしょうか。

日本人は身体表現がにがてといわれていますが、言葉が通じなくても相手が自分に悪意をもっているのか好意をもってくれているのかは瞬時にわかるものです。言葉以前に、ちょっとした振舞やしぐさによるコミュニケートが動物から人間までずっと連綿としてあるわけです。ですから、姿勢がいいというだけでも、人にいい印象を与えられるなら、これは身につけたほうが得に決まっていますね。

美しい姿勢を身につけるには、まずは自分の姿勢、身体を意識すること。姿勢がくずれるの

## ●姿勢のよしあし

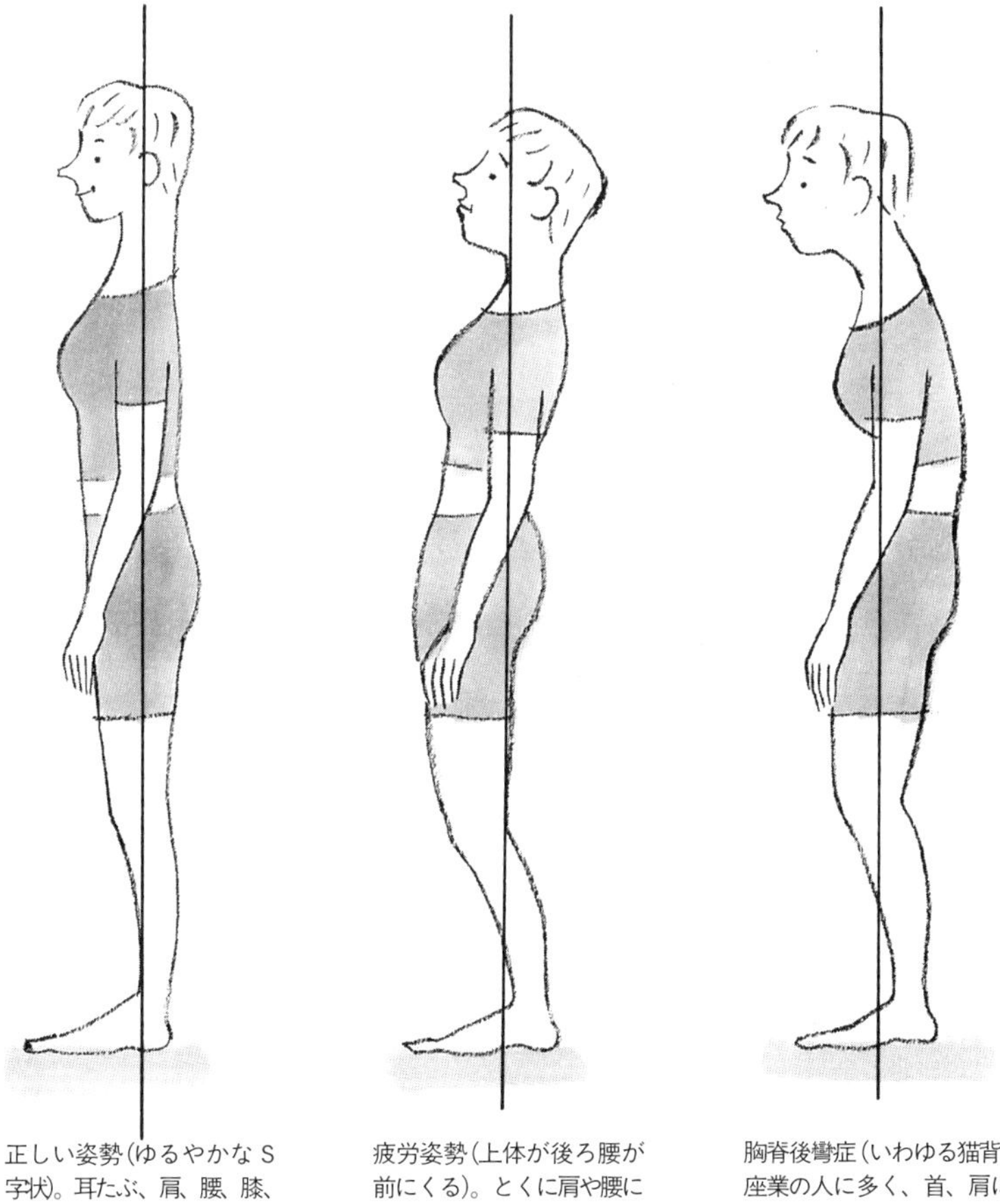

正しい姿勢(ゆるやかなS字状)。耳たぶ、肩、腰、膝、くるぶしが一直線上にくる

疲労姿勢(上体が後ろ腰が前にくる)。とくに肩や腰に負担がきて疲れやすくなる

胸脊後彎症(いわゆる猫背)。座業の人に多く、首、肩にこりがたまりやすくなる

は筋力が衰えるからです。美しい姿勢を保つために必要な筋肉や骨を鍛えることが重要です。人間の身体は骨が鎖のようにつながり、その上をさまざまな筋肉がワンピースのようにおおっています。骨と筋肉が、そして精神（心）が、全体として調和してこそ、美しい姿勢が保てるのです。姿勢が美しいと顔まで美しく見えるのです。

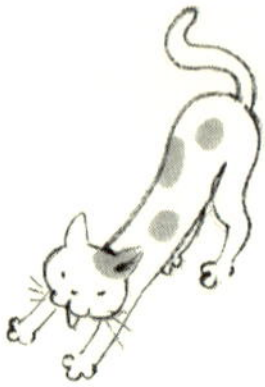

## 美しい姿勢のコツ

美しい姿勢は、正面から見ると、左右対称になっています。長い間の利き腕や癖で、どちらかの肩が上がったり頭が少し傾いたりしてはいませんか？　脚のラインもX脚、O脚など、膝が内側や外側に曲がっていることもあります。

そしてもうひとつ大切なのが、全身を真横から見たとき。チェックポイントとして耳たぶ、肩、腰、膝、くるぶしの五点が重心線上に並んでいるのが正しい姿勢です。いわば身体に軸が一本通っている感じ。でも、これは自分ではなかなかチェックできませんね。

そこで正しい姿勢のちょっとしたコツを。ポイントは頭です。頭を身体から引き離すように上に持ち上げるのです。この場合、顎を突き出してはいけません。頭のてっぺんが天から引っ張られているような感じです。あるいは耳の裏側、顎の上の部分を持ち上げるように意識します。足はどっしりと大地についていて、頭は上に持ち上げている。要するに上と下から引っ張られると、紐はまっすぐに伸びます。人間の身体もこれと同じで、とくに背筋を意識しなくても、自然と軸が一本通った正しい姿勢になるのです。

歩く、座る、立ち上がるなど、すべての動作を行うときも、頭が上に持ち上がっていく感じで、首から下の身体はそれに引っ張られて動くように意識するといいでしょう。

毎日の生活のなかでちょっとした意識をもつだけでも、自然とトレーニングになり姿勢はかなり改善されるものです。座っているときでも背筋がまっすぐ伸びていると、それだけで腰への負担が軽くなります。

# 高齢化社会にそなえるために

四〇歳というと、ちょうど親の世代が六〇代後半から七〇代にさしかかる年代。二世帯住宅を建てて親と同居をしようかという話や、介護をどうするかという問題を抱えている人も多いのではないでしょうか。たとえ今すぐ差し迫ったことではなくても、遠くない将来の問題としてのしかかってきますね。

平成一二年四月から、介護の必要な人に現金ではなく介護サービスを提供する「介護保険制度」が始まりました。四〇歳以上のすべての国民が保険料を支払い、介護が必要になったときはその保険で介護サービスを受けられるというものです。公的機関ではホーム・ヘルパーの派遣や巡回入浴サービス、リハビリ、ショートステイ、デイケアの利用など、さまざまな受動的なサービスを提供しようとしています。

たしかに介護の必要な高齢者に、楽な状態をつくって用意することは大切です。介護している家族にとっても、こうしたサービスは手助けになることは言うまでもありません。しかし私は、受動的サービスばかりを整える前に、まずするべきことがあると思います。それはできるかぎり健康的な状態で社会生活を続けられるようにすること。それが私たちのQOL（Quality of Life：生活の質）を高めることにつながります。公的なサービスだけでは質的にも量的にもまだまだ不十分に思えます。

では、私たちは四〇歳からどんな準備をしておくべきでしょうか。経済的な準備をしておく、サービスや介護についての知識を蓄える、協力して支えられる態勢を整えておく、などいろいろなことが考えられるでしょう。

私は、高齢化社会の問題について、ふたつの側面から考えるべきだと思います。ひとつは、親を介護する側としてのさまざまな準備。もうひとつは、二〇年、三〇年先に自分が高齢者になったときにできるかぎり介護を受ける状態にならないため（介護予防、寝たきり予防）の準備です。そして、このふたつに共通して必要なものは、健康であるということです。

まずは介護する側から考えてみましょう。「介護疲れ」に関する問題や事件が、新聞などでもよく報じられています。肉体的にも精神的にも想像するよりはるかに大変な作業です。二四時間、三六五日介護は続くのです。

「頑張って介護しよう」

あるいは、

「できるかぎりのことを自分の手でしてあげよう」

そう考えても、自分の健康を損なってしまっては何もできません。気持ちがあっても身体がついていかないのです。

もうひとつの問題、つまり自分が何十年か先に高齢者になるということを考えてみましょう。誰でもかならず高齢者になります。家や施設で寝たきりになって人の世話になりたいか、それともいつまでも自分の脚で動いて社会に積極的にかかわっていたいか。人のお世話になるよりは、むしろ、何か人のお世話をして喜ばれるような健康体でありたい、誰もがそう望むのではないでしょうか。

ところで、高齢者が寝たきりになってしまうきっかけが何かご存じでしょうか。多くは、ふだんの生活のなかで起こります。何かにつまづいて転倒して骨折することが、そのまま寝たきりにつながるのです。そして、過度の安静や介護の手の出しすぎは、じつは逆効果で回復の妨げになるとも言われています。

大気圏外の無重力状態にいる宇宙飛行士の脚はあっという間に細くなって、地上に戻ってきたとき自分の脚で歩けない。かってはこういうことがありました。無重力で負荷がかからない状態では、筋肉はやせ、骨ももろくなることがわかり、最近では船内でエルゴメーター（自転車こぎ）などのトレーニング・マシンやチューブを使い、筋肉と骨の衰えを防いでいます。高齢者が骨折などで長くベッド生活をしていると、まさにかつての宇宙飛行士と同じことが起こるのです。

こんな話を聞いたことがあります。緑内障で手術を受けたおとしよりが、手術自体は成功して目はよくなったのですが、入院中に自分でトイレへ行ったとき転んで骨折。それからはずっと寝たきりになって命取りになってしまわれたというのです。せっかく目の手術が成功していたのに、とても残念なことだと思います。

若いときには何かにつまずいてよろめいても、身体が転ばないように元に戻す力が働くものです。しかし人間の身体は年をとるにつれて、骨も、関節も、筋肉の柔軟性も弱くなっていきます。ちょっとした拍子にバランスを失って転び、弱っている骨は当然折れやすくもなっています。足のつけ根の骨折が多いようです。骨折して入院し、リハビリで回復する人もいますが、残念なことにそのまま歩けなくなってしまう人もいるのが現実です。たとえ一週間ベッドで過ごしただけでも、筋力も骨もおそろしいほど弱くなり、ただでさえ回復力の弱い高齢者では、二度と起き上がれなくなってしまうことが多いのです。加齢とともに足首は固くなり、バランス能力も低下していきます。

病気や骨折はある日突然起こるように思えますが、じつはその要因はそれまでの生活の積み重ねであることが多々あります。塩分や脂肪分を摂りすぎていたり、ストレスや疲れがたまっていたり、運動不足で足腰が弱っていたり。身体はけっして声に出してしゃべらないけれど、腰が重いとか肩がこる、疲れやすい、汗をかきやすいなど、かならず何かしらの症状で危険信号を出しています。それに気がつかずにいたから、ある日突然病気になって倒れてしまうのです。

人によって長い、短いはあっても人生はみな限られた時間です。いつかは自分の人生にも幕が降りるのです。どうせ限られた時間なら、健康で体力的にゆとりをもって、心の不安を少なくして過ごせるほうが絶対に得ですよね。歩けなくなって寝たきりにならないよう、そして、人に頼らず自立して生きられるよう、自分の身体に責任をもって生きたいものです。

#「身体のことば」に耳を傾けてみよう

健康であるということがいかに大切かはわかっていただけたと思います。ごく当たり前のことだから、日頃あまり意識していなかったのではないでしょうか。

健康であるためには、まず今の自分の身体の状態を知ることがその第一歩です。病院に行くほどの病気や自覚症状がない人でも、よくよく確かめてみると、身体のあちこちに不調、変調が表れていることが多いのです。まず、ふだんの何気ない姿勢や動作からチェックしてみましょう。いくつ当てはまる項目があるか、チェックしてみてください。あてはまる数が多いほど、筋肉が衰えている証拠です。

●姿勢が悪いと人から言われる

背中が丸くなっていたり、顎をつきだしていたりしていませんか。姿勢が悪くなるのは、腹筋と背筋が衰えているからです。

●テーブルですぐ頬づえをついてしまう
これも腹筋、背筋が弱くなっているからです。
●歩いていて、よくつまずく
足首やスネの筋肉（前脛骨筋）が衰えています。
●立ち上がるとき、つい手をついてしまう
太もも（ハムストリングス筋群や大腿四頭筋）が衰えています。
●座るといつも無意識に脚を組んでしまう
骨盤がゆがんでいる可能性があります。
●歩いていると、よく人とぶつかる
脳から運動神経を通じて出される指令が筋肉へ伝わりにくくなっています（神経筋協応性の低下、電気インパルスの働きの低下）。
●立っているとき、かならずどちらかの脚に重心を乗せている
中臀筋の筋力が衰えていたり、中心バランスが低下しています。

どうですか。あなたの筋肉は弱っていませんか？　もうひとつ、身体からのサインをチェックしてみましょう。病院に行くほどではないけれど、慢性的な症状として表れている「不定愁

訴」をリスト・アップしてみました。あてはまる項目が多ければ多いほど、注意が必要です。運動不足だったり、栄養の偏りなどから、身体のバランスがくずれているのが原因です。意識して身体を見つめ直すと、今はまだ小さな声かもしれませんが、身体が悲鳴をあげているのが聴こえてくるはずです。
1 身体がだるい／身体の調子が悪い
2 疲れやすい
3 ダイエットをしていないのにやせてきた
4 運動をしていないのによく汗をかく
5 微熱が出る
6 頭が重い／よく頭痛がする
7 寝つきが悪い／夜中に何度も目が覚めてよく眠れない
8 めまいがするときがある
9 身体のどこかがしびれることがある
10 肩がこる
11 目が疲れる

12 足がだるい

13 腰が重い、痛い

14 耳鳴りがする

15 胃のあたりの背中が痛い

16 心臓がドキドキする

17 息苦しくなる

18 手足が熱くなることがある

19 のぼせる

20 冷え症で悩んでいる

21 胸に圧迫感を感じる

22 顔や手足がむくむ

23 血圧が高い／低すぎる

24 食欲がない

25 吐き気がすることがある

26 便秘気味である／下痢しやすい

27 よくお腹が痛くなる

28 皮膚がかぶれやすい／カサカサしている
29 吹き出物が出やすい
30 精神的なストレスで生理が不順になりやすい

また、若いときはほっそりしていたのに、男性は結婚を機に、また女性は妊娠・出産を機に太り始めることが多いようです。四〇歳前後になるとかなり体重、体型が変わってしまったという声もよく聞きます。気になる箇所はありませんか？

●体重が大幅に増えた
●二重顎が気になる、首が太い
●二の腕が太い。だらしない
●バスト、ウエスト、ヒップの差があまりない
●バストラインが下がってきた
●ウエストにくびれがない
●下腹がぽっこりしている
●背中に贅肉がついている

●ヒップが下がっている、お尻が大きい
●太ももが太い
●ふくらはぎが太い
●足首が太い
●身体全体の筋肉がたるんできた（弾力、ハリがなくなってきた）

# 筋肉のしくみ

筋肉が健康を維持するうえでとても重要な役割を果たしていることは、これまでお話したことで何となくおわかりいただけたと思います。でも筋肉とはどういう組織で、どういう働きをしているのか、ご存じでしょうか。ここでは少し専門的に、筋肉についてみていきましょう。

そもそも筋肉は一本一本の筋線維（筋細胞）が束になってできていて、そのまわりは筋膜で包まれています。この筋線維の数というのは、じつは生まれてから死ぬまで、ほぼ一定しています。つまり意外に思えるかもしれませんが、見るからに筋肉が発達した身体の人も、ひよわで筋肉をあまり鍛えていない人も、筋線維の数にそれほどの違いがあるわけではないのです。

では、いったい何が違うのでしょう。

「ルー（Roux）の法則」というものがあります。これは「身体機能は不使用ならば退化、萎縮し、過度に使用すると障害を起こし、適度に使用すれば現状維持から向上する」というもの。要するに、「使わなければ身体の諸器官は衰える」ということです。

## ●筋肉図

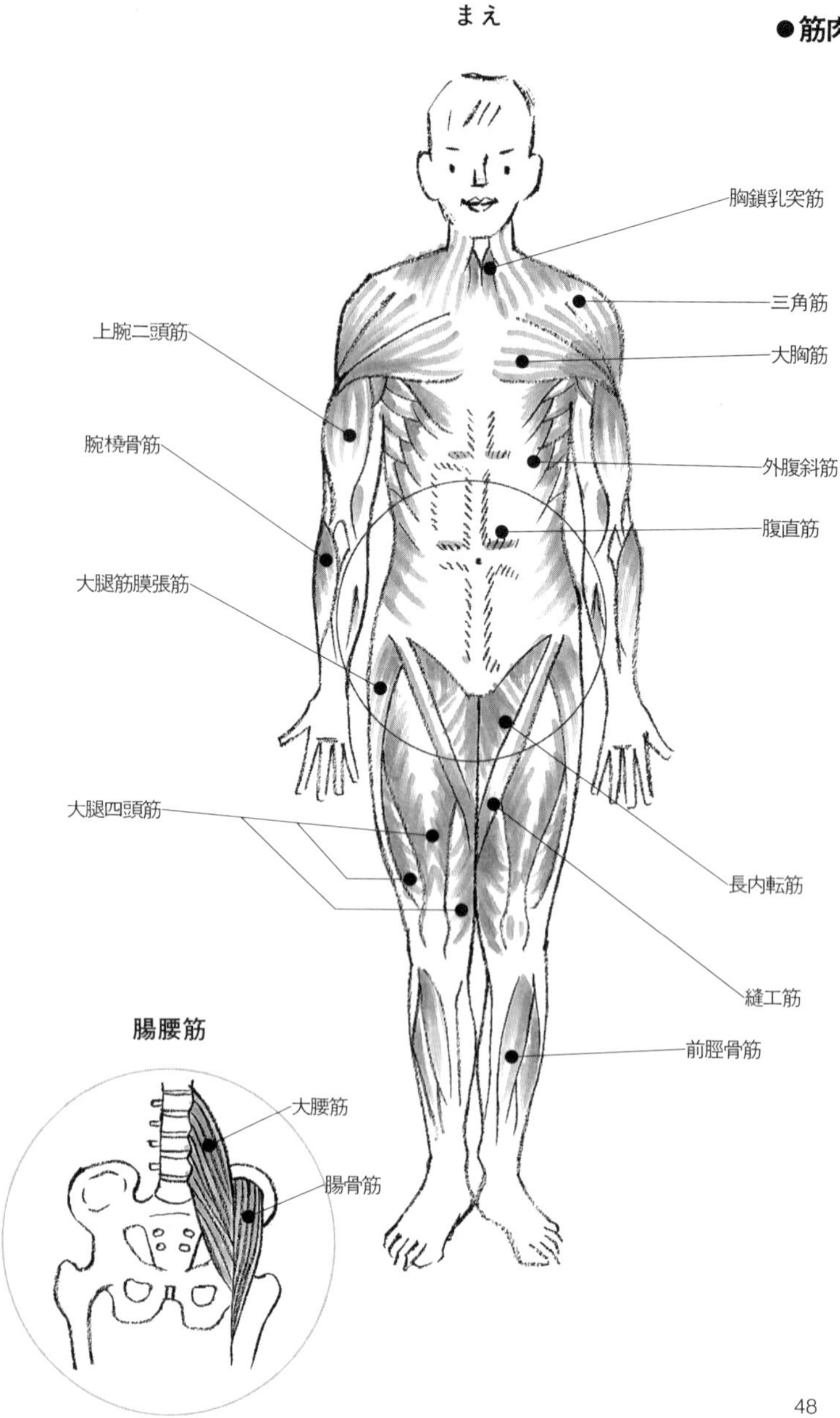
まえ
胸鎖乳突筋
三角筋
上腕二頭筋
大胸筋
腕橈骨筋
外腹斜筋
腹直筋
大腿筋膜張筋
長内転筋
大腿四頭筋
縫工筋
前脛骨筋
腸腰筋
大腰筋
腸骨筋

## うしろ

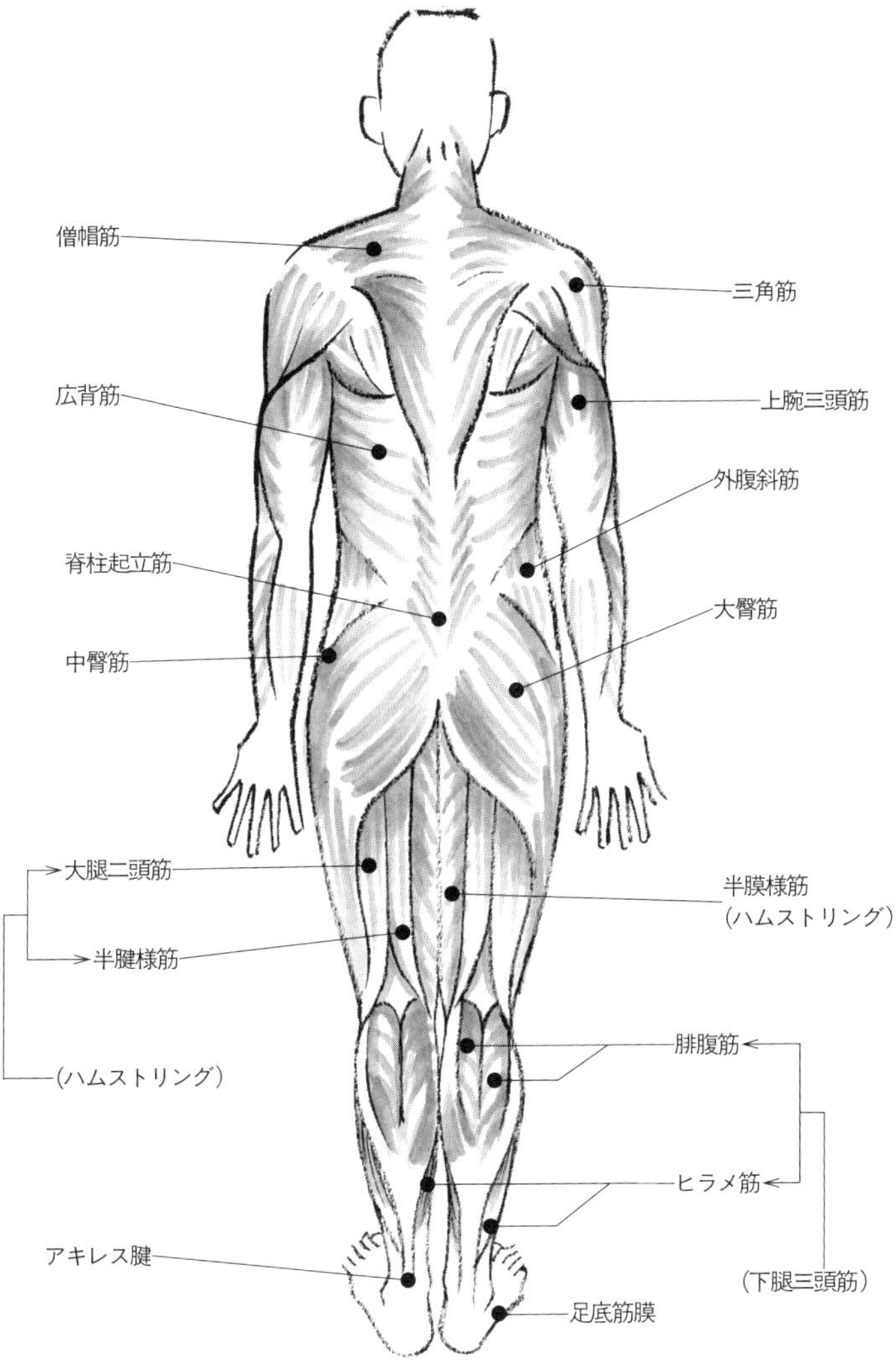
僧帽筋
三角筋
広背筋
上腕三頭筋
外腹斜筋
脊柱起立筋
大臀筋
中臀筋
大腿二頭筋
半膜様筋
(ハムストリング)
半腱様筋
腓腹筋
(ハムストリング)
ヒラメ筋
アキレス腱
(下腿三頭筋)
足底筋膜

筋肉もこの法則どおり、刺激（使う）されると一本一本の筋線維は力強く、弾力性、張りのあるものになります。これは逆についても言えることです。つまり、使わなければ張りを失ってたるみ、一本一本の筋線維が細くなってしまうということです。

人間には三種類の筋肉があります。心臓を動かしている「心筋」と内臓や血管の壁をつくっている「平滑筋」、そして手や足、胸、背中、お腹などにあり、身体を動かす「骨格筋」です。ちなみに骨格筋は、自分の意志で自由に動かすことができるという意味から「随意筋」、心筋と平滑筋は、自律神経によってコントロールされていて自分では勝手に動かせないということから「不随意筋」と呼ばれています。

よほど太った人は別として、私たち人間の体重のおよそ三分の一から半分をこの骨格筋が占めています。このことだけでも、骨格筋が私たちの身体でいかに重要な役割を果たしているかがわかりますね。

さらにくわしく言えば、骨格筋もその運動に対応した性質によって「白筋」と「赤筋」の二つに分けられます。白筋は瞬発力があり、アネロビクス（無酸素運動）に適しています。この筋線維は太くなりやすいので、鍛えるとたくましい筋肉になります。一方、赤筋は酸素を取り込み持久力があり、エアロビクス（有酸素運動）に使われます。これから行うエクササイズで鍛えるのは、骨格筋、なかでもこの赤筋がメインということになります。

ところで、ボディビルダーの肉体というのは、いかにも全身の骨格筋が鍛え上げられているかのように見えますが、じつは「表在筋」といって、骨格筋のなかでも身体の表面に近いところにある部分の筋肉、しかも白筋を集中的に鍛えているのです。たとえば、肩の僧帽筋、三角筋、身体の前面の大胸筋、前鋸筋、外腹斜筋、腹直筋、背中の広背筋、お尻の大臀筋、腕の上腕二頭筋、太ももの大腿直筋などの白筋です。この本のエクササイズでは、いかにも見た目に筋骨隆々の身体をつくることが目的ではありません。ふだんの生活における動きに必要な基礎的な筋肉や、さまざまな動きをコントロールしている深筋を中心に、全身の筋肉をバランスよく鍛えていきましょう。

運動をするとなぜ筋肉は太く、強くなるのでしょうか。そのしくみはこうです。

筋肉はふだん使っているよりも強い運動をすることで発達します。運動によって負荷が筋肉にかかると、筋線維は傷ついたり、こわれたりします。しかし、人間の身体は非常にうまくできています。筋肉はこわれたり傷ついた部分を修復するために、前よりも強く太く再生されるようになっているのです。つまり、その運動に適応する筋肉に生まれ変わっていくようになっています。こうして筋肉に刺激（負荷）を与えるトレーニングをすることで、筋線維は強く、太く、しなやかになっていくのです。

気をつけなければいけないのは、負荷が大きすぎると、筋肉は適応できず、かえって過労におちいってしまい、ケガをしたり、萎縮してしまうということです。

筋力トレーニングでは、自分に合ったレベルで行うこと、それまでより少し増やした負荷を与えること、繰り返して行うこと、そして筋肉の発達に合わせて徐々に負荷を高めていくことが大切です。

# 筋肉の動くしくみ

エクササイズによって筋肉を鍛える前に、まず筋肉（骨格筋）に何が起こるのかを、もう少しみてみましょう。

人が目の前のテーブルにあるコップの水を飲みたいと思ったとき、無意識にコップまで腕を伸ばし、コップをつかんで口まで運んでいます。この一連の動きで、筋肉は大活躍しています。もちろん、私たちはふだん、一つひとつの動作で筋肉を意識することはありません。無意識のうちに、脳、運動神経、筋肉がうまく連動して動くことで一つひとつの動作が行われています。

もう少しくわしくみてみましょう。

まず、「水を飲みたい」。これは大脳皮質がそう思っているのです。すると、脳は「腕を前に出してコップをつかみなさい」という命令を出します。具体的には、肘の関節を伸ばして腕を前に出すためには、上腕三頭筋に対して「収縮しなさい」という指令を出すのです。

すると、その指令は電気的刺激（インパルス）となって脳幹を経由して脊髄に伝わり、そこから末梢の運動神経へと伝達され、上腕三頭筋に到達します。そこで上腕三頭筋の筋線維が収縮して、肘の関節が伸び、腕が前へ動くというしくみになっているのです。ほとんど意識することなく、こうした動作が自然と行われているわけで、人間の身体というものは、じつに精巧につくられています。しかし逆に、どこかひとつ具合が悪くなっただけで、ちょっとした動き、動作にもぎこちなさや痛みが生じるわけです。

骨格筋は直接、あるいは腱によって骨格につながっています。そして、たいていの骨格筋は、たとえば「上腕二頭筋と上腕三頭筋」、「大腿四頭筋と大腿二頭筋」というふうにペアで動作を行うようにできています。つまり、一方が収縮すれば、もう片方はそれを補助するために弛緩するというように、ペアでバランスを取りながら、ひとつの運動、動作を行っているのです。このようにペアで反対の役割をもった筋肉を「拮抗筋」と呼んだりします。

さて、筋肉の収縮とは縮んで短くなることを意味しますが、筋肉は、短くなるときはもちろん、力を発揮しながら長くなっていく場合でも、筋肉が力を発揮した状態を「収縮」（コントラクション）といいます。

筋力トレーニングの方法は筋収縮のタイプによって分類され、アイソメトリック、アイソトニック、およびアイソキネティックと呼ばれます。まずアイソメトリック（等尺性収縮）とは関節が動かないような静的な筋収縮で、筋肉の長さを変えずに緊張します。次に、力を発揮し

## 筋収縮の様式

- 筋収縮
  - 等尺性収縮（アイソメトリック・コントラクション）
  - 等張性収縮（アイソトニック・コントラクション）
    - 短縮性収縮（コンセントリック・コントラクション）
    - 伸張性収縮（エクセントリック・コントラクション）
  - 等速性収縮（アイソキネティック・コントラクション）

たときに筋の長さが変化する収縮をアイソトニック（等張性収縮）といいます。さらに、力を発揮しながら筋肉が短くなっていく収縮を、短縮性収縮（コンセントリック）、また力を発揮しながら筋肉が長く伸びていく収縮を、伸張性収縮（エクセントリック）と呼んでいます。

言葉で説明するとわかりにくいのですが、たとえば重い本を持ったまま腕を横に伸ばしてじっとしている状態を想像してみてください。上腕二頭筋は本の重さを支えるために緊張していますね。また腕相撲でたとえると、筋力の等しい両者が力を発揮しても、力は均等して勝負がつかない。肘の角度は変化せず、したがって筋肉も短くならない筋収縮の状態、これがアイソメトリックです。

では、低いテーブルにある本を持ち上げると

## 腕相撲における筋収縮

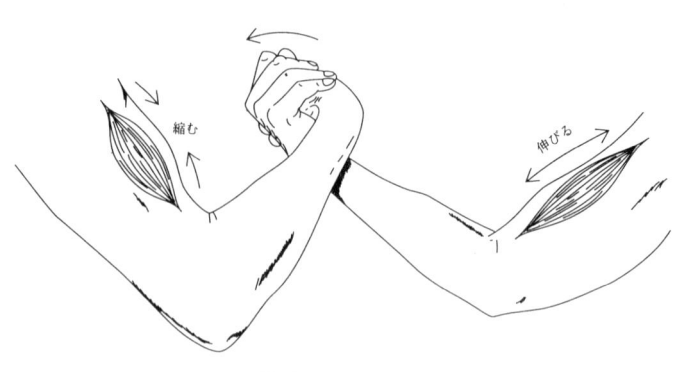

『健康運動指導者のためのフィットネス基礎理論』1993
小沢治夫／西端 泉 共著 より（前頁とも）

きはどうでしょうか。上腕二頭筋は前腕（手首から肘までの間）を持ち上げるために収縮します。これがコンセントリックです。筋肉は短くなりながら緊張します。腕相撲でいうと勝者の筋収縮です。

反対に、本をもとの低いテーブルに下ろすとき、上腕二頭筋は前腕を下げるために、伸びながら緊張します。これがエクセントリックです。腕相撲では敗者の筋収縮です。

エクササイズでは、これらの筋収縮の動きを意識した運動を、バランスよく取り入れています。

アイソキネティック（等速性収縮）。より一層均等にオーバーロード（負荷）を与えるマシン・トレーニングなどに用いられる収縮です。スピードが一定で発揮される力に合わせて抵抗が変化するようになっています。総合的な身体の筋力プログラムとして器具が必要です。これらの筋力トレーニングは、反復を多く行うというのではなく、一〇回またはそれ以下の反復回数でも疲労するように、正しいフォームで行うことが大切です。

## 運動は心筋、平滑筋も鍛える

運動で鍛えるのは運動神経に支配され、自分で自由に動かせる随意筋である骨格筋です。それ以外の心筋と平滑筋は自律神経に支配される不随意筋で、自分の意志では動かすことができません。しかし、運動をすると、心筋や平滑筋も強くなることがわかっています。

心筋は心臓の筋肉です。エアロビクス運動を行えば多くの酸素を体中に送る必要があるので、心臓は当然心拍数が上がり、それだけ心筋が鍛えられます。筋力トレーニングはエアロビクス運動のように直接心筋に働きかけるわけではありませんが、エアロビクスの運動能力を向上させる働きがあり、結果として心筋も強くすることができるのです。

また、平滑筋は内臓や血管の壁をつくっている筋肉です。こちらも運動で直接働きかけることはできません。しかし、骨格筋を鍛える運動を行えば、全身の血液循環がよくなり、内臓にたまった内臓脂肪も燃焼し、ストレスの発散にもなります。こうしたことが間接的に、内臓の平滑筋にもいい効果をもたらすのです。

骨格筋を鍛える筋力トレーニングが、結果として全身の筋肉を鍛えてくれるわけですね。

## 太りにくい筋肉を増やす

自動車を動かすためには燃料であるガソリンが必要なように、筋肉を動かすためにもやはりエネルギーが必要です。筋肉の場合は、体内に貯蔵されているエネルギー源であるグリコーゲンや脂肪をエネルギーとして分解します。

運動をすると呼吸が速くなって、たくさんの酸素が必要になることは皆さん経験としてご存じでしょう。ところが、運動には酸素を必要としない、というよりも酸素の供給が間に合わないものがあるのです。

たとえば、短距離を全力疾走するというような短時間に大きいパワーが必要なときには、筋肉は酸素を使わない無酸素運動（アネロビクス）を行います。このときに使うエネルギー源は筋肉に蓄えてあるグリコーゲンです。ところがアネロビクスでは筋肉の中に、乳酸などの疲労物質がたまってしまいます。

そこで運動を持続させるためには、酸素を取り入れた反応で乳酸を消費し、より大きいエネルギーを生み出す必要が出てきます。これが有酸素運動（エアロビクス）です。エアロビクスで消費されるエネルギー源はグリコーゲンが分解されて生じる乳酸ですが、グリコーゲンが消費されてしまうと、今度はそれを補給するために、食事で体内に吸収した糖などが使われ、その後で蓄えてある皮下脂肪を消費することになります。

「基礎代謝」という言葉はご存じですね。生命を維持するために最低限必要なエネルギーのことです。これはベッドに仰向けで横たわり安静にしている状態で、生命を維持するためだけに、細胞が一定時間に消費するエネルギー量を表します。基礎代謝はいわば、最低限、ギリギリのエネルギー量ですから、起きて身体を動かすとき、あるいは運動をするときには、もっと多くのエネルギーが必要になります。基礎代謝は年齢や性別などで異なり、一般的には日本人の場合、成人男子で一日一四〇〇キロカロリー、成人女子で一二〇〇キロカロリーぐらいとされています。

ところが、世の中には同じくらいの年齢、体格で、同じような食生活を送っていても、太りやすい人と太りにくい人がいます。この違いはどこからくるのでしょうか。

じつは基礎代謝は人によってかなり個人差があるからです。先ほどの成人男子で一日一四〇〇キロカロリー、あるいは成人女子で一二〇〇キロカロリーというのはあくまでも標準的なひとつの目安にすぎません。

太りにくい身体とは、すなわち脂肪を蓄えない、脂肪が燃えやすい身体のことです。脂肪が燃えやすいというのは、「基礎代謝が大きい」と言い換えることができます。つまり、太りにくい身体にしたいと思ったら、脂肪をエネルギーとして燃やしてくれる筋量（筋肉の量）を増やせば増やすほど、基礎代謝が大きくなるわけです。基礎代謝を高め、脂肪を燃やせば引き締まった身体をつくることができます。

加齢に伴う体脂肪率の増加の原因として、筋量が減少する、ということもあるのです。筋量が少なくなると安静時基礎代謝が減少するため、今までと同じような生活（食生活）を続けていても消費するエネルギー量が減少するため肥満しやすくなるのです。

基礎代謝を高めるためには、まず筋肉の量を増やすことです。なにしろ人間の身体のなかでもっともエネルギーを発生させているのは心臓と筋肉で、とくに筋肉は体内でもっとも多い組織なのです。

そして筋肉はただ量を増やせばいいのではなく、質をよくすることが大切です。ここでいう良質の筋肉とは、脂肪をエネルギー化するのに必要な酸素をたくさん消費できる、太りにくい筋肉という意味です。前に筋肉には赤筋と白筋があり、赤筋は酸素を取り込んで消費する筋肉であると述べました。赤筋の多い筋肉は、それだけ太りにくい身体といえます。

赤筋と白筋は、それぞれ遅筋線維と速筋線維からできています。これは、魚をイメージするとよくわかるのですが、魚には赤身のものと白身のものがありますね。赤身の魚はカツオやマグロなど、遠洋を回遊している魚です。つまり長い距離を泳ぐためにエアロビック（有酸素運動的）な筋肉となっているわけです。最初から大きな筋力は出せないものの、小さい力を疲労することなくいつまでも発揮できるのです。

逆に白身の魚はタイやヒラメなどで、近海魚です。こちらは瞬間的にすばやく泳ぐアネロビック（無酸素運動的）な筋肉になっているのです。最初から大きな力を発揮することができるもののすぐに疲労し、筋収縮が持続できなくなってしまいます。

赤筋がたっぷりの良質な筋肉を身につければ、たとえ人と同じカロリーのものを食べても、どんどんエネルギーとして分解してしまいます。そしてうれしいことに、運動をしているときばかりでなく、じっとしているときでも、寝ているときでも、脂肪をエネルギーとして消費してくれるのです。グリコーゲンは瞬発的な運動や労働で消費されますが、脂肪は運動・労働のときだけでなく、安静状態でも分解されるからです。

赤筋が多ければ、それだけ肥満すること（脂肪として溜め込むこと）が少なくてすみます。極端なダイエットで、好きな食べものを我慢するなんていうつらい努力をしなくてすむわけですね。どうせならラクして楽しくやせたいものです。

余分な脂肪をおとしながら、全身にバランスよく良質の筋肉をつけていくことが、これから行うエクササイズの目的のひとつです。

女性は筋力（ストレングス）エクササイズを嫌いがちですが、エクササイズでいくら筋肉を鍛えても、男性のようなゴツゴツした筋肉にはなりませんので安心してください。これは私のエクササイズが、鍛えてもほとんど肥大しない赤筋をメインに使うようになっているため、そして女性は、筋力の増加に関わる男性ホルモンの分泌が少ないためです。

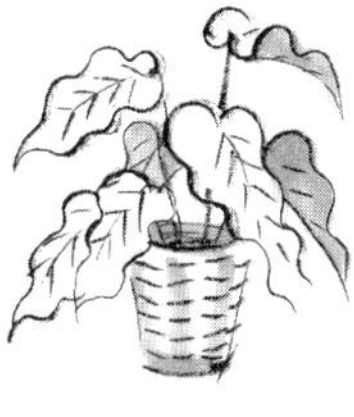

# 肥満が引き起こすおそろしい病気

これまで「がん」「高血圧」「糖尿病」「動脈硬化による心臓病や脳卒中」などの病気は「成人病」と呼ばれていましたが、現在では「成人病」という言葉に代わって、「生活習慣病」という言葉が一般的になりつつあります。

生活習慣病とは、「食生活や運動、休養、喫煙、アルコール、ストレスなど、日ごろのライフスタイルと密接な関わりがある病気」という意味です。前に挙げた以外では、肥満、高脂血症、アルコール性肝障害、歯周病なども生活習慣病とされています。生活習慣病は四〇歳を境に増え始めるそうですが、その名前のとおり、日頃から自分のライフスタイルに気をつけていれば、かなりの確率で防げる病気でもあるのです。

なかでも肥満は、いわば常に重いコートを着ていたり、重いリュックを背負っているようなもの。これが原因となって、他のさまざまなやっかいな病気を引き起こしやすいものです。重い身体を支えるために骨や関節に負担がかかって引き起こされる腰痛や変形性膝関節症、あるいは、心臓への負担が増えたり、脂肪が増えすぎたり、ブドウ糖の分解低下などによって引き起こされる糖尿病、高脂血症、冠動脈疾患（狭心症や心筋梗塞など）、高血圧、痛風、脂肪肝などがあります。

肥満の人はそうでない人に比べて、糖尿病で約五倍、高血圧症で約三・五倍、心疾患で約二倍もかかりやすいというデータがあります。これを聞けば、とても、

「太っているけど健康ですよ」

と笑ってはいられません。

肥満かそうでないかを計る方法はいくつかありますが、世界で広く使われているのは、体格指数（Body Mass Index＝ＢＭＩ）が一般的です。一九九八年、ＷＨＯ（世界保健機関）が肥満の新しい判定基準を発表しましたが、ＢＭＩ二二前後が最も病気になりにくいとされています。

ＢＭＩ＝体重（kg）÷身長（m）÷身長（m）

ＢＭＩによる判定基準は二二が標準。二五以上が肥満、一八・五未満でやせとなっています。

一度ぜひ自分の体重と身長から計算してみてください。また最近では手軽に体脂肪率が計れ

る体重計やコンパクトな簡易型の測定器も出回っています。体脂肪率とは、体重における脂肪の重さの割合をパーセントで表したもので、簡易型の方法で測った場合は三〇歳以上では男性で二五パーセント、女性で三〇パーセント以上が肥満となっています。

厚生省の調べでは、日本の肥満人口（一五歳以上）は、推計で二三〇〇万人にものぼるそうです（一九九八年国民栄養調査）。男性の四人に一人、女性は五人に一人弱が肥満という結果が出ています。

そもそも肥満とは、身体の脂肪組織が普通より多過ぎる状態。ではどうして太ってしまうのでしょうか。皆さんはもうご存じですよね。食物から摂取するエネルギーが、消費するエネルギーより過剰なため、そして余ったエネルギーが脂肪となって体内に蓄えられるからです。肥満になる原因には遺伝などもありますが、七割は食べ過ぎと運動不足というような生活習慣によるものだと言われています。

私の友人がアフリカに旅行したときひとりの妊婦さんに会ったのですが、その女性はお腹だけがスイカを抱えているようにポッコリしていて、ほかにはよけいな贅肉が一切ついていなかったそうです。日本では妊娠中の太りすぎが問題になったりしていますが、同じ地球上の話なのです。肥満がいかに食生活と運動不足という生活習慣に関係しているか、いい例だと思います。

肥満には皮下脂肪型肥満（洋ナシ型肥満）と内臓型肥満（りんご型肥満）とがありますが、肥満が原因で起きる病気はどれも大変なものばかりですが、内臓の回りに脂肪がつき、ウエストが太くなるリンゴ型肥満は男性に多く、生活習慣病と関係が深いので要注意です。体重が増えてきたと気がついたら、食生活などの見直しも大切ですが、同時に筋肉を鍛えて脂肪を減らす努力を始めたいですね。また、あまり極端な食事制限をすると、身体がやせまいとして消費エネルギーを抑える働き（基礎代謝の低下など）を起こします。それよりは、筋力トレーニングやエアロビクスで基礎代謝を高めるほうが、健康的に脂肪を減らすことができます。

また、ただ食事制限をしただけ（摂取エネルギーを抑えるだけ）では、引き締まった潑剌とした身体はつくれません。エクササイズで、見た目にも実際にも健康なボディをつくりあげたいものです。

肥満の恐ろしさは私自身が実感として感じています。価値観も気も合い、親兄弟以上に慕っていた、とっても身近な従姉妹を昨年の夏に亡くしたからです。従姉妹は少々太り気味ではあったのですが、とても丈夫で活動的で、元気いっぱいの素敵な女性でした。今思うと、よく肩が痛いと言っていたのですが、本人も私も単なる肩こりだと思っていました。彼女は元アナウンサーということで、娘の中学校で朗読を教える活動をしていました。その日は学校についたとたん、急に気分が悪くなって、うずくまってしまい、救急車で病院に運ばれたのですが助かりませんでした。あまりにも突然の訃報でした。とても暑い夏だったにもかかわらず、彼女は忙しい日々を過ごしていたようです。少し太りぎみの彼女自身も、まわりの私たちも元気だと思っていたけれど、心臓は耐えられないところまできていたのです。早すぎたものの、彼女のみごとな生きざまは、いろいろなことを教えてくれた気がします。

皆さんもぜひ肥満のもつ危険性に目を向けて、一日も早く重いリュックサックはおろすようにしてください。余分のものをおろすだけで、身体も心も今より軽く、のびやかになれるのですから。

## 筋力をつけて、肩、腰、膝の痛みを改善

運動不足で筋肉が衰えると、それだけ乳酸などの疲労物質がたまりやすくなり、疲れやすくなります。取り込む酸素の量が少ないので、血行も悪くなります。すると、ちょっとの距離を歩いただけでも疲れやすく、身体が痛くなり、それでますます動かなくなるという悪循環を生み出します。この悪循環は、どこかで思い切って断ち切らなければいけませんね。

筋力の低下は、ほかにもやっかいなものを生み出します。肩こり、腰痛、膝痛など、四〇歳ともなれば誰もが何かしら、ひとつぐらいはかかえている症状です。できれば飲み薬や貼り薬、マッサージなどに頼らず、自分で動いて治す方法をいくつか知っておくといいと思います。それは老廃物を出すために、身体をほぐして血行をよくすること。エクササイズはお金がかからず、副作用もありません。それでいて身体全体にいい副産物がいっぱいです。まさに「動くクスリ」なのです。

## ●肩こり、四十肩

　肩こりにはいくつかの原因が考えられます。たとえば、背中が丸くなって、肩や頭を前に出すような悪い姿勢（猫背）を続けると、身体の重心より前に出た重い頭を支えるために筋肉が緊張し続けるので、疲労して肩がこりやすくなります。また運動不足で肩の筋肉や関節を動かさないと固くなり、血液の循環が悪くなって、疲労物質が蓄積してしまいます。ほかにも睡眠不足で筋肉が疲労から回復できないなども原因となります。ＯＡ機器を使って一日中仕事をしている人などは、目の疲れで肩がこることもあります。これは視神経、脳神経を首の後ろの頸椎のところでつかさどっているからです。

　ごくまれに心臓などの内疾患がひそんでいる場合もあるので、慢性的に痛みがあるときなどは病院できちんと検査を受けましょう。

　四十肩は正式には「肩関節周囲炎」といいます。「五十肩」というのも同じで、要するに四〇代の人がなったら四十肩、五〇代の人がなったら五十肩と呼んでいるのです。肩の痛み、とくに腕を上に上げる、後ろに回すときにはげしく痛みます。原因は運動不足による筋力の低下で、とくに背筋の筋力低下がみられます。これによって前面の大胸筋などの緊張が強くなって、肩の動きが制限されるのです。

　動かさないでも痛むときや、肩の周辺に熱があるようなときは、あまり動かさずに応急的に患部を冷やします。症状が落ち着いたら、ゆっくりと動かすようにします。痛いからといってずっと動かさないでいると、ますます筋力が落ちて固くなってしまうので、筋肉を温めて、少しずつ動かすようにしましょう。

エクササイズでは、肩（肩甲骨）をゆっくり大きく回します。また、まわりの筋肉（僧帽筋、菱形筋《りょうけいきん》）を動かして鍛えたり、やわらかくほぐしたりします。広背筋、腹筋を鍛えることも重要です。また普段から意識的に姿勢をよくする、肩の力をできるだけ抜くために、リラックスしてゆっくり深く呼吸する、疲れたら首や腕を回したり（回旋運動）、胸をひろげるなどのストレッチをすると、こりや痛みをためこまずにすみます。

●腰痛

生まれたばかりの赤ちゃんの背骨はまっすぐです。しかし大人になると、ゆるやかなS字状に彎曲します。これは人間が直立歩行するためにもっともバランスのよい形状なのです。しかし、腰の部分のカーブに上半身の負担がかかり、そのかかった負荷を腰の内部で吸収する構造になっています。背骨は、腹筋や背筋などで支えられていますが、筋力が弱かったり、筋肉同士の力のバランスが悪かったり、姿勢が悪くて腰椎の前方へのカーブが強くなると、腰の筋肉や骨に過度の負担がかかり、腰痛が起こります。また、背骨の歪みが神経を圧迫することもあります。

なお腰痛は、婦人科系の病気や、内臓疾患が原因である場合もあるので、自分で判断せず、かならず病院で診察を受けましょう。

では、それ以外のいわゆる腰痛の主なものをあげてみます。

・腰痛症

長時間同じ姿勢をし続けたり、無理な姿勢をした後、あるいは運動不足、肥満、全身の疲れなどが原因で起こります。腰の筋肉の血行が悪くなり、筋肉疲労を起こし、重苦しい痛みを感じます。筋肉痛の一種なので、ふつうは安静にしていればよくなります。

・ぎっくり腰（突発性腰痛症）

急に重い物を持ち上げたり、身体をひねったり、立ち上がろうとしたはずみで起こり、激痛が走ります。腰の捻挫や急性の筋肉痛から起こることが多く、一週間ほど安静にしていれば治ります。ただし、椎間板に異常が生じている場合もあるので、整形外科で正しい診断を受ける必要があります。

・椎間板症／変形性脊椎症

老化現象によって椎間板の水分が減少し、弾力性がなくなるのが「椎間板症」で、椎骨の縁の部分が変形するのが「変形性脊椎症」です。寝返りを打ったときや寒いとき、明け方、起きがけに痛むことが多く、起きて体を動かすうちに痛みが和らいでいきます。ぎっくり腰を起こしやすいので注意が必要です。

・椎間板ヘルニア

背骨を構成する椎骨のつなぎ目の軟骨組織の椎間板が傷つき、中にある髄核がはみ出して、足や腰に通じる神経を圧迫して痛みを起こします。腰を曲げないと立っていられないほど、腰や脚に痛みを感じます。咳やくしゃみでも激痛が走ります。

・脊椎分離症／脊椎すべり症

椎骨の一部に断裂ができるのが「脊椎分離症」で、分離した椎骨の上の部分が前にすべり出すのが「脊椎すべり症」です。同じ姿勢を長くしていたり、後ろへそり返ると、痛みが起こります。激しい運動中に、急に腰が抜けることもあります。

エクササイズでは、正しい姿勢を保てるように、お腹と背中、お尻の筋肉を鍛えます。腰がなんとなく重いというときは血行が悪くなっていることが多いので、筋肉をほぐすことも大切です。腰への負担を減らすために肥満を解消することも重要なポイントです。ふだんから、同じ姿勢、とくに座りっぱなしは腰に負担をかけるので、ときどき身体を動かすよう心がけましょう。座っているときは、立っているときの一・四倍も腰に負担がかかっています。背筋をまっすぐ伸ばした正しい姿勢で座るほうが、腰への負担が軽くなることも忘れないでください。

## ●膝痛

膝は上の大腿骨、下の脛骨と腓骨、これと一般的に「皿」と呼ばれる膝蓋骨によって構成され、これらがお互いに接している部分が関節と呼ばれています。この関節はちょうつがいのような働きをしていて、立ち上がったり、走ったり、蹴ったりするときに重要な役割を果たしています。しかし、膝関節は下肢のなかで、もっとも可動域が大きく、もっとも不安定な関節です。

大腿骨と脛骨の間の「半月板」という軟骨が、膝にかかる衝撃を吸収しています。大腿骨、脛骨、膝蓋骨の骨の先端はそれぞれ関節軟骨という薄い組織でおおわれ骨がすり減るのを防ぐクッションの働きをしています。この関節軟骨がすり減って関節に痛みが出るのが「変形性膝関節症」です。五〇歳以上の人に圧倒的に多く、女性は男性の四〜五倍多いそうです。肥満の人やO脚の人がなりやすいので予防も大切です。

なお、変形性膝関節症と似たような症状を示すものに「慢性関節リウマチ」があります。こちらは二〇代後半から四〇代に多く、体中の関節が炎症を起こして痛みが出ます。

エクササイズでは、膝を動かしている太ももの筋肉をスクワットなどで鍛え、太ももの後ろ側のハムストリングス筋群はストレッチ運動で伸ばします。またX脚、O脚を防ぐために、もものの内側、外側の筋肉も鍛えます。

また、日常生活では負担を減らすため、膝は九〇度以上曲げないようにして、膝とつま先はいつも同じ方向を向くようにしたらいいと思います。ちょっとしたことですが、こうした身体の上手な使い方を覚えてください。もちろん、体重を減らすことが重要なポイントであることは言うまでもありません。

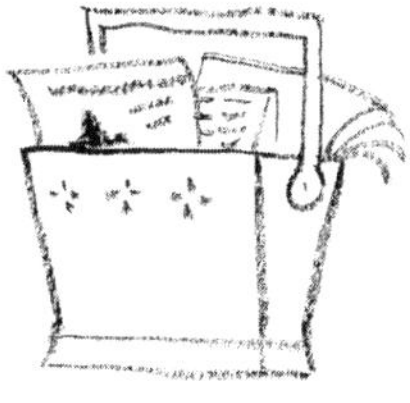

## 日常生活で筋肉に対してできること

ふだんの生活で大切なのは、まず身体への関心、意識をもつこと。何か動作を行うとき、今どの筋肉をどう動かしているかを意識することが大切です。そうすれば、いくら忙しい毎日でも、運動不足を解消したり、筋肉を鍛えることはできるのです。

たとえば、エレベータを使わず階段で上り下りしたり、電車を待っている間もデレッとしないで、背筋を伸ばして正しい姿勢を保つなど。工夫次第で生活にエクササイズを取り込むことは簡単にできます。

そしておすすめしたいのが、ストレッチです。ぜひ、日常生活のなかに組み入れてほしいと思います。

たとえば、テレビを観ていても、CMになったらかならず両腕を上げて大きな伸びをする。どうです、これなら簡単にできそうですね。会社でだって、コピーを取りながら、片足を後ろに引いて、ふくらはぎや太ももの後ろ側のストレッチ。あるいは、デスクでイスを後ろに引いて、両腕をデスクについて肩のストレッチ。「疲れたな」と思ったとき、何気ないしぐさと同じように、自然にこういうストレッチができるようになるといいですね。

お風呂の中でも首のストレッチをしたり、浴槽で片足ずつ上に上げたりはできますね。筋肉とお話するような気持ちで、どんどん取り入れてみてください。

## 筋肉を鍛えると、骨も強くなる

人間の身体は骨格が支えています。日本家屋でいえば、まさに柱です。柱がなければ、いくらりっぱな壁と屋根があっても、家は建っていることはできません。

人間の骨格は、頭の骨が二三個、背骨が三二～三四個、胸の骨が二五個……。全身でじつに二〇〇以上もの骨が、有機的に連結して形成されています。頭蓋骨のように運動性のほとんどないものもありますが、ほとんどの骨は関節で結合して、小さな摩擦で動くようなしくみになっています。

人間の骨は、特殊な結合組織で、骨細胞とその間を満たす骨基質から成り立っています。基質はリン酸カルシウムなどの無機質と、膠原線維という有機質からできています。骨は非常におもしろい組織で、自分で骨をつくったり、こわしたりする働きを備えています。骨細胞には古くなった細胞を破壊する「破骨細胞」と、それを補うために新しい細胞をつくる「骨芽細胞」があります。

骨折しても骨がくっつくのは、この二つの働きによるものです。まず骨折した箇所では骨芽細胞が分裂増殖し、「仮骨」を形成します。次に破骨細胞が、この仮骨の余分なところをこわし、形を整えます。こうして骨折は治るのです。

人間が生まれてから死ぬまで、骨はつねに新しくつくりかえられていますが、年齢とともに新しい細胞をつくる働きが弱まっていきます。すると、骨のカルシウム量が次第に減って、骨は鬆《す》が入ったようにスカスカの状態になってしまいます。これがよく耳にする「骨粗鬆症」です。

骨粗鬆症になるのは圧倒的に女性です。それも閉経後の五〇歳以上の女性に多く見られます。これは、女性ホルモンのエストロゲンと関連があります。エストロゲンは破骨細胞の働きを抑制するため、カルシウムの吸収を助け骨を強くする働きをしていますが、閉経後はエストロゲンの分泌が急激に減少し、そのため、骨の量が急激に減ってしまうと考えられています。

骨粗鬆症になると、背骨がつぶれて背中や腰が曲がってしまったり、慢性的に痛みを生じたりします。また、ちょっとした刺激を受けただけでも骨折しやすくなり、高齢者が寝たきりになってしまう原因のひとつにもなっています。過激なダイエットでカルシウムが不足すると、若い女性でも骨粗鬆症の兆候が現れます。なかには二〇代でも七〇代と同じ骨密度の人がいたりするそうです。骨の貯金は一日でも早く始めておかないといけないですね。

人間の体内にあるカルシウムは九九パーセントが骨と歯に貯蔵されています。しかしカルシウムは細胞の働きの調節にとっても大切な役割を担っているので、血液中にもつねに一定濃度で存在しています。だから摂取するカルシウムが不足すると、骨からカルシウムが流れ出て血液中の濃度を一定に保とうとするのです。

したがって、食事でカルシウムをしっかり摂ること、骨がカルシウムを吸収するために必要なビタミンDを体内でつくり出すために適度な日光浴をすることが必要です。そして、運動で骨を鍛えることが骨粗鬆症の予防になります。カルシウムはいくら摂取しても、運動で骨に負荷を加えないと吸収されないのです。

そう、運動には、筋肉だけでなく、骨も丈夫にする働きがあります。筋肉を鍛えることは、イコール骨を鍛えることでもあるのです。

宇宙船のような無重力状態では、宇宙飛行士の筋肉は短期間に驚くほど衰えてしまいますが、同時に骨もカルシウムを放出してもろくなることが報告されています。逆に、運動を行うことで骨に負荷を加えると、骨の代謝が高まって造骨機能が促進されます。野球やテニスの選手では、よく使うほうの腕の骨が太くなり、カルシウム含有量も多くなっているそうです。骨は鍛えればそれだけ強くなるのですね。

# 大切な足の裏

ふだんはあまり気にもとめませんが、足の裏は全体重を支える大切な部分です。あまり歩かない人は、扁平足に、足に合わない靴をはいていると外反母趾になりやすいことなど、ご存じですね。足は「第二の心臓」と言われるほど、じつは重要なものなのです。もっと意識して鍛えたり、いたわったりしてほしいと思います。

正しい立ち方には、足の裏もポイントになります。親指のつけ根、小指のつけ根、そしてかかとの三点すべてに均等に体重をかけます。もちろん、全体重をしっかり支えるためには両足のバランスも大切。右足、左足均等に体重をのせ、大地をしっかり踏みしめましょう。

重心を正しくかけているかどうかは、靴底の減り方を見るとわかります。外側だけ、内側だけ、あるいはかかとだけすり減っていませんか。そういう場合は、三点のうちどこかに力が偏ってかかっているのです。一度チェックしてみてください。外側だけすり減っている人や内側だけすり減っている人は、膝に負担がかかっているので注意が必要です。

足の指と手の指で握手したり、足の指を一本一本回したりしてストレッチすると、血行がよくなります。また、布を両足の指と足底部を使って手繰り寄せれば、足の底や内部の筋肉を鍛えることができます。

ふだんは靴の中に閉じ込められていて、あまり使うことのない筋肉ですが、足のアーチ（土踏まず）を柔軟に保つためにもぜひ素足になって、足の裏をもっと動かしましょう。しっかり大地を踏みしめて、安定よく自分で立つこと、これが自立することの第一歩ではないでしょうか。

## 筋肉を鍛えれば心もしなやかに

私たちは何と何でできていると思われますか？　骨格と筋肉？　いえいえ、ここではちょっと違うお話をさせてください。

よく「精神と肉体」とか「こころとからだ」とか、そういう言葉を耳にします。心と身体が別々で、あたかも対立するものであるかのような言い方です。あるいは、肉体は単なる乗り物、器であって、そのなかにある精神（心）こそがその人を表しているかのように言われたりします。

原始にさかのぼれば、人は何かを表現するとき、身体言語で伝え合っていました。互いの間には、もっともピュアなエンパシー（共感）が働いていたのだと思います。しかし、人類はあまりにも便利なもの、「言葉」を発明しました。おかげでそれまでは身体で表現していたものが、言葉ひとつで簡単に表現できるようになりました。そのために、その後、言葉によって表せる精神、心だけがあまりにも重要視されるようになったのかもしれません。

でも、私はちょっと待ってと言いたくなります。心と身体を切り離すことはできないし、心と身体はつねにお互いをうつしあっているのです。

たとえば、風邪をひいて寝込んでいるとき。とっても楽しいでしょうか？　いえいえ、身体の調子が悪いと、なんとなく気分が晴れませんね。身体は調子が悪いけど、元気いっぱいなんて人はいないのです。逆に、気分が落ち込んでいるとき、身体はどんなふうになっているでしょう。前かがみで肩は下がり、頭はうなだれているに違いありません。

つまり、身体と心の両方ひっくるめて、まるごと「その人」なのです。どちらかが主でどちらかが従ということもないし、どちらかだけを重要視することはできません。

心理学の世界では、すでに「ボディワーク」という考え方、方法があります。これは、心に何か問題がある場合、肉体面からアプローチしていくことで心の問題を解決しようという考え方です。

もう少し具体的に説明しましょう。たとえば、ここに何か問題を抱えていて、心が萎縮している人がいるとします。自分ではコントロールできないほど、心はすっかり自分の殻に閉じこもっています。そのため拳を握りしめ、肩には非常に力が入り、前かがみに小さくなっています。筋肉までブロックされ、固くなっているのです。

こういうとき、これまでのアプローチは、その人の話を聞くという方法を試みていました。

「今の気持ちはどんなふうか」

「何に対して、どうしてそう感じるのか」

「ほかの見方はないか」

「問題を解決するにはどうしたらいいと思うか」

いわば言葉（理屈）で問題を解きほぐしていたのです。心が理屈で問題を納得する、自分の状況を受け入れるには時間がかかります。心に問題があると口が重くなるし、少しでも納得できないと、そこから前には進めないのです。

これを肉体からアプローチするとどうでしょう。ゲシュタルト療法では、まず、

「もっと拳を強く握りしめてみましょう。どんな感じですか？」

すると、腕にも肩にも力が入り、心はますます萎縮します。そこで感覚を本人に身体で気づいてもらうことが大切です。

「では、腕を広げてみて」

しかし、ガチガチに力が入っている腕を大きく広げるなんてことはできません。そこで、ティッシュペーパーを一枚、非常に近いところから投げて、受け取らせてみます。なんとかキャッチできました。つまり、ガチガチの腕が少しだけ動かせたのです。

「じゃあ、今度はティッシュを上にふわっと投げてみて」

こんなふうにしながら、次第に大きな動きをつけていき、最後には「ふわーっ」と声を出させながら、全身でティッシュを上に大きく投げさせます。

するとどうでしょう。ガチガチだった拳や腕、肩の力はいつの間にか抜けています。表情も穏やかで、明るさを取り戻しています。あれほど萎縮していた心が解き放たれて、ずいぶん楽になっているのです。これが一種のボディワークです。

さあ、ここまで読まれたら、私の言いたいことはもうおわかりいただけると思います。身体を鍛えることは、心を鍛え、しなやかにするということなのです。

現代人は皆、多かれ少なかれ精神的ストレスを抱えていて、実際に「引きこもり」とか「キレやすい」とか、さまざまな現象が現れています。痛ましい事件もこのところ多発しています。

これは、けっして精神だけの問題ではないし、精神面だけからアプローチしても解決はしにくいと思います。

心を解き放つためにストレスを解消し、身体をもっとしなやかに、軽やかに。身体をどんどん鍛えましょう。身体を動かすことでバランスがとれ、ノイローゼや鬱病に効果があることはすでに実証されています。生きることは動くこと。心に動きをつけましょう。

## リラクセーション

スポーツや運動ではリラクセーションが大切だとよく言われます。エクササイズで筋肉を鍛えたあとには、ストレッチやかならず全身をリラックス（休養）させるメニューがあります。日常生活でも緊張が続いたとき、イライラしたとき、疲れたときなど、リラクセーションをぜひ行いましょう。

まず、仰向けに寝て目を閉じ、床に体重を預けるように自然にまかせ、全身の力を抜きます。力を抜くというのは簡単そうで案外難しいものです。そんなときには呼吸法が役にたちます。

アメリカのアリゾナ大学医学部のアンドリュー・ワイル博士の呼吸法を紹介します。呼吸法といってもとても簡単。「四・七・八」と覚えてください。四カウントの間に鼻から息を吸い、次の七カウントで息をとめ、全身に酸素がいきわたるのをイメージします。そして最後の八カウントでゆっくりと口から息を吐き出します。この一セットを数回繰り返すだけで、不思議なことにイライラしていた気分はどこかに吹き飛んでしまうのです。呼吸することだけに意識を向けて集中することで、全身の力も抜けていきます。

あとは、心を解き放つようにイマジネーションを使ってみましょう。私はよく、目を閉じて好きな場所に飛んでいきます。どこでもいいのです。たとえば、海が好きなら、目の前に広がる青い海を想像します。ビーチには白い砂浜、ヤシの木陰も見えるでしょうか。風のざわめき、波の音が聴こえてきましたか。

イマジネーションを使えば、いつでもどこでも心を解き放つことができます。もちろん、リラクセーションに決まりはありません。大好きな香りを使ったり（アロマテラピー）、観葉植物をながめたりと、自分なりのリラクセーション法がいくつかあると、とても毎日が心地よく過ごしやすくなると思いませんか。

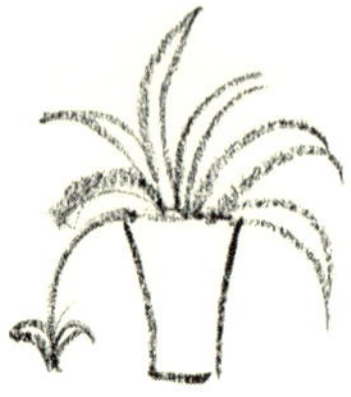

# エクササイズでこんなに変わる

　私は現在、カルチャー・センターでエクササイズを教えています。新宿と恵比寿の二カ所に教室があり、生徒さんはそれぞれ十数人ずつ。このほか巣鴨のスポーツ・センターではエアロビクスやボディ・コントロールなどを教えています。いくつかの大学では非常勤講師として、実技と理論を教えています。また年に数回、講習会や集中コースの講師として招ばれ、全国各地に出かけています。ですから平均すると年間で五〇〇人くらい、一〇代から七〇代まで幅広い年齢層の生徒さんの指導にあたっていることになります。

　若い人がエクササイズをやってみようという動機は、やはり「もう少しやせたい」などと体型を気にしてということが一番多いのですが、四〇歳ごろを境に動機も変わってきます。「膝や肩が痛い」とか「血糖値が高い」「息切れがする」といった身体の不調をきっかけに始める人が多いようです。とくに自覚症状がない人でも、中高年の生徒さんと初めてお会いしたときの印象は、たいてい「ちょっと姿勢が悪いな、ちぢこまっているなあ」、あるいは「お腹のあたりを気にしている」という人が多い気がします。

この本を書くにあたって、おもに、よみうり日本テレビ文化センターに通う生徒さんの声を改めて聞いてみました。エアロビクスの教室では大勢の人に一斉に教えてますが、この文化センターでは一対一の指導ができるので、それぞれの人の身体に対する悩み、問題点、ライフ・スタイルなど、じっくりうかがうことができます。

事例1（五〇代女性Aさん）
**関節症の膝で正座できるように**

私の教室に母娘で来ている人たちがいます。最初はお嬢さんのほうだけが通っていました。あるとき、

「先生、膝が痛いという母をなんとか助けてあげたいのですが」

と、相談されました。お母さんは、痛む膝によって、精神的にもネガティブになっているとのことでした。

「ぜひ一度、見学にいらっしゃるように」

と勧めたところ、次の回のときに二人で来られました。Aさんは五二歳、太ってはいません

が、ガッチリした体型です。これまで、特別に運動はしてこなかったということでした。

「昨年秋、突然身体中の関節が痛くなりました。肩も張ります。人に声をかけられたとき、振り向くのもつらいんです。勤めから帰ってくると、ふくらはぎがパンパンに張っていましてね。いよいよ更年期に入り、身体が『オイル切れ』したのか、と思いました。とくに左膝の痛みがひどくて、満員電車に乗っているときなど、ガタッと揺れただけでも痛い。『どうか後ろから押さないで！』と叫びたくなるほどの痛みです。もちろん脚の曲げ伸ばしは苦しく、正座もできなくなりました。自分で膝を触ってみると、ブヨブヨしていて、熱をもっているような感じなんです」

おそらく、膝をかばおうとして、ほかのところによけいな力がかかっていたのかもしれません。Aさんがさっそく整形外科医院にいくと、

「変形性膝関節症です」

と診断されました。これについては、新聞などでも取り上げられていたので、

「ああ、ついに自分もそうなったのか」

と思われたそうです。とにかく、Aさんは以来、二カ月にわたってその病院に通院されました。電気を流したり、遠赤外線をかけたり、飲み薬をもらったりしました。薬は胃腸薬といっしょに飲むようにお医者さんから指示されましたが、いっしょに飲んでも胃の調子は悪くなっ

たそうです。しかし、飲まないと膝に炎症が起きる。お医者さんは、こうした治療とともに、運動の方法を書いたパンフレットをくれました。

毎日通院するように言われたそうですが、仕事をもっているのでそうもいかず、週一回、土曜日だけ毎週通ったそうです。しかし、二カ月たってもよくなっている気がしない。パンフレットにあった運動も自己流でやっているので、あまり効果がないように思える。また、整形外科の病院はどこもそうかもしれませんが、いつも大変混んでいて、言ってみれば「お年寄りの社交場」のような気がしたそうです。

もうこれ以上通院したくないという気持ちになって、落ち込んでいたとき、お嬢さんから私のエクササイズの教室に誘われたのでした。

レッスンの様子を見学されて、彼女はエクササイズをやってみたいと言われ、仕事のない土曜日の教室に入られました。教室ではグループ・レッスンですから、みんなが同じ運動をします。身体中の筋肉をストレッチするのですが、私はなるべく膝に負担がかからないように注意し、

「無理しないでくださいね。脚が曲がらなければ、伸ばしたままでいいですよ」

と、声をかけながら指導しました。

Aさんがエクササイズを始めてから三カ月がたちますが、膝の痛みはだいぶやわらいできた

とのことです。

「正座もできるようになり、膝のブヨブヨした感じがなくなってきました。身体も気分も軽くなったようです。以前は、階段をあがるにも子どものように階段を一つひとつあがっていたけど、トントントンと、リズミカルにのぼっていけるようになりました。名前を呼ばれて振り返るのもスムーズになってうれしい」

とおっしゃっています。

私が何よりだったと思うのは、病院に通院することなく、したがって薬を飲まずにすんでいることです。あまりにひどくなったら外科的な処置も必要でしょうが、それ以前の軽いうちなら、正しいエクササイズによって筋肉をつけ、改善をはかることができるのです。彼女は、

「運動の大切さを改めて知りました」

と言い、休むことなく、毎週土曜日には教室に来られています。

事例2（五〇代女性Bさん）

**手足のしびれが改善。首もすっきり伸びた感じ**

次のBさんは五三歳の女性で、やはり結婚して仕事をもっていらっしゃいます。この方の場

合は、四〇代の半ばのある日突然、手がしびれて包丁が持てなくなりました。足にもしびれがあります。寝ているときは、心臓の鼓動とともにしびれが全身に広がっていく感じだったそうです。また、仰向けに寝るときには、腰にすきまがあるような違和感もありました。整形外科の門を叩いたところ、

「首のところの七つの頸椎のひとつが少しつぶれているため、首の神経が圧迫され、それがしびれの原因になっています」

と言われたそうです。それ以来、Bさんは半年間通院して、首の牽引や遠赤外線、温湿布などの治療を受けました。もちろん薬ももらいました。良心的なお医者さんで、副作用についてもくわしく説明してくれたといいます。

こうして通院する一方で、彼女は東洋的な療法も試してみようと思い、長鍼で治療する鍼灸院にも行ってみました。私にはとても大らかな女性に見えるのですが、ご本人いわく、神経質というか怖がり屋のところがあるというのです。

お医者さんがいくら、

「力を抜いてください」

と言われても、身体が緊張してしまって、どうしても鍼が入っていかなかったそうです。結局、鍼はあきらめました。

Bさんはチャレンジ精神が旺盛で、次には気功をやってみようと、教室に入られました。気功の動きは激しくないので、それほど負担はないと思われたのでしょう。最初は気分もよかったけれど、たとえば中腰になって、静かに同じ動きをしつづけたり、ゆっくりと動いたりすると、首に負担がかかってきて、かえってストレスになってしまったのだそうです。気功もまた合わない。Bさんはそれでもあきらめず、これでよくなったという情報を聞くと、次から次へと試行錯誤を繰り返しました。

「先生、私は自分の身体にはずいぶん投資しているんです。お金がかかっているんですよ」

と笑いながらおっしゃっていました。

その後、よみうり日本テレビ文化センターで私の教室が始まることを新聞で知り、彼女はオープン当時からレッスンを受けるようになりました。

それから二年半になります。彼女は最初こそ休みがちだったと記憶していますが、しばらくするときちんといらっしゃるようになり、一年ほど前からはだいぶ症状が改善されたということです。

先日あらためて話をうかがうと、

「レッスンを始めたばかりの頃は、教室が終わると、すぐに家に帰って昼寝をしていました。血行がよくなって気分がよくなったからかしら。それに、もともと体力がないので、あちこち身体を動かすと、どうしても疲れてしまったんです。でも最近はレッスンのあと、教室の仲間と気ままに歩き、評判のお店でおいしいものを食べたり、買い物を楽しんだりしています。今度はみんなといっしょに都電に乗ってみようと計画しているんですよ」

肝心の首もすっきりと伸びた感じで、イメージとしては、「何重にも首輪をつけたタイの首長族の女性」になったような気がするそうです。

「仰向けに寝るときにあった腰の違和感はなくなり、すっと地球に吸い込まれるような安心感がある。肩に乗っていた重石がとれたような感じがする」

Bさんは今の状態について、こんなふうに表現してくれました。

事例3（五〇代女性Cさん）

**骨折した肘がよくなり、血圧も安定**

半年間レッスンを続けていらっしゃる五〇代の女性Cさんの場合は、交通事故が不調のはじまりでした。やはり彼女も働いている女性です。

彼女は三年前にオートバイと接触して、肘を骨折してしまいました。ご本人はそれまで若いつもりでいたらしいのですが、

「とっさのときに、臨機応変に対応できなかった」

とおっしゃっています。よく、肘が悪いと腕が上まで上がらないという話は聞きますが、Cさんの場合は、しばらくは鼻をかむことさえできず、その不自由さを痛感されたそうです。さらに、お医者さんからは、

「リハビリをしなければ、筋肉が固まってしまいますよ」

と言われて、大変ショックを受けたそうです。また、骨を金属でつなぐため、手術台まで上がったのですが、血圧が高すぎて、手術が受けられませんでした。結局、血圧を下げてから手術そのものは受けられたのですが、看護婦さんからは、

「高血圧はサイレント・キラーといって、とても怖い病気なのですよ」

と言われ、退院後二年間ほど、血圧降下剤を飲んでいました。しかし、その薬の副作用で手のひらが赤く腫れ、皮がボロボロに剝けてしまったそうです。

さすがにこれではいけないと、彼女は食事に気をつけ、朝も欠かさず散歩をするようになりました。そのとき、身体を曲げたり伸ばしたりと体操もやったそうですが、なにしろ自己流ですから、はたして身体にいいのか悪いのかもわからない。おまけにひとりでやっていても、ちっとも楽しくない。でもなにか、身体を動かさなければ、という気持ちはつのっていきます。

そこで半年前、私の新宿のカルチャー・センターの教室に見学にいらっしゃったのです。そ

のときのことで私の印象に残っているのは、

「スポーツ・クラブは違和感があって、気後れがしてダメなんです」

とおっしゃったことです。こうした中高年の気持ちは、よくわかる気がします。たしかに、スポーツ・クラブは会費も高いし、シェイプ・アップのみを目的にされている人が多いような気がします。それにどちらかと言うと、若い人が主流です。そういった人は、カルチャー・センターならもう少し気楽に入れるかもしれません。とにかく私はそのとき、

「楽しいですよ。いっしょにやりましょうよ」

と声をかけました。

Cさんは、私のこの何気ない言葉に、ポンと肩を叩かれたような気がして、レッスンを始めたとおっしゃっていました。

彼女も休まず熱心に教室に通っていらっしゃいます。肘の調子もよくなったそうです。そしてもっとよかったのは、血圧降下剤はよほどのとき以外は飲まなくなったということです。血圧はまだある程度の波はあるものの、安定しているそうです。

会社の同僚から「姿勢がよくなったね」と言われたことが、何よりうれしいと言われていました。こうした言葉が人にやる気を出させてくれるのですね。

事例4（三〇代後半女性Dさん）

## 大幅なダイエットに成功し、再婚した女性

最初、三〇代後半のDさんが教室にやってきたときは、正直言って、ちょっとびっくりしました。ちょっと太め、あるいはお腹のあたりが気になるぐらいの人は多いのは事実です。しかし彼女の場合、身長は一六八センチメートルと女性としては高めですが、体重がなんと九七キログラム。あとから知ってさらに驚いたのは、私の教室に来る以前は一二〇キロあったというのです。それを食事制限で、なんとか九七キロまで落としてから教室に来られたそうです。もちろん、体重を落とすために、エクササイズを始めようと決心されてのことです。

Dさんはかなり太めで身体がブヨブヨした感じです。やはり食事制限だけで体重を落とすと、溌剌とした感じでやせていきません。彼女の顔はその身体に比べるとわりと小さめです。姿勢を直したりするときに腰にふれると、骨格自体が細く、身体の幅は細いことがわかりました。まさに成人してから太った典型のような体型です。

話をうかがうと、Dさんは、離婚して三人のお子さんを育てながら仕事をしていらっしゃいます。子どもを産んでから太り始めたそうです。間食することが多く、

「気がつくと、いつも冷蔵庫を開けていた」

とおっしゃいます。仕事や家庭のことなどで、いろいろとストレスがたまり、それが過剰な食欲に結びついていたのでしょう。

ともかく、Dさんは非常に熱心な生徒さんで、休まずに来られるのはもちろんのこと、一つひとつのエクササイズにもたいへんまじめに取り組んでいらっしゃいました。

「えらいわねえ」

私はよく彼女に声をかけていたものです。その甲斐あって、半年ほどで彼女は八四キロまで体重を落とされました。不思議なもので、身体が変わると、顔つきまで変わるのです。とても明るく、積極的になっていきました。服装も今まで着られなかった服が着られるようになれば、女性にとってこんなうれしいことはありません。雰囲気も次第におしゃれになっていかれました。

残念ながら、その後、引っ越されたので教室には来られなくなりましたが、昨年暮れに再婚が決まったというお話をうかがいました。再婚されるからがんばってダイエットしようと思われたのか、やせて身体も心もすっきりしたことでいい縁にめぐりあったのかはわかりませんが、ともかく、はっきりとした目的をもつことの大切さをつくづく教えられた気がします。

## 事例5（三〇代後半男性Eさん）

## 明るくたくましくなってマラソンにもチャレンジ

女性の生徒さんの話ばかりが続きました。エクササイズが必要なのは男性も同じですが、やはり仕事で忙しい人が多いのでしょうか。土曜日の教室でも女性が圧倒的多数を占めています。五〇代、六〇代の男性もいらっしゃるのですが、もう少し若い男性の例をご紹介します。お話ししたとおり、教室には、どちらかというと肥満、あるいは肥満が原因となって起こるさまざまな疾病や悩みをかかえて来る人が多いのです。しかし、その男性はちょっと違っていました。

Eさんは年齢は四〇ちょっと前でした。最初教室に来られたときの印象は、よく言えば優しそうで繊細、悪く言えば少々元気が足りない。全体的に華奢で、顔色も青白い感じでした。太り気味、太りすぎを気にされている人が多いなかではよけいその体型が目立ちます。声をかけても、返事は小さな声でボソボソ、「はい」とか「いいえ」とか、とにかく必要最低限のことしかしゃべりません。会話がはずんでいくということがほとんどありません。

それでもよくよく訊いてみると、Eさんは宝石鑑定士というお仕事をされていることがわかりました。これは宝石の真贋や大きさ、形、小さなキズがないかなどを調べる緻密さを要求されるお仕事です。しかも宝石と向き合っている時間がほとんどで、あまり人と接する時間がないそうです。仕事の日はたいてい一日中、座りっぱなしだということもわかりました。

また、Eさんはこれまで、運動らしい運動はされてこなかったそうです。それは彼の体型、体格を見ればわかります。身体は正直です。どちらかというと運動は苦手、だから運動をしない、するとますます運動から遠ざかるという悪循環から抜け出せないでいたのだと思います。

しかし、座りっぱなしのお仕事では身体を動かすことはほとんどなく、肩がこる、目が疲れる、身体全体がなんとなく疲れやすいなどの症状が出てきて、思い切って教室に参加されたのです。今思えば、これから四〇歳を迎える時期にEさんが決心されたのは、本当にグッド・タイミングでした。

エクササイズを始められた当初は、動作一つひとつがぎこちなく、いかにも自信がなさそうな印象でした。それが三カ月くらいたったときでしょうか、Eさんの顔つきが以前とすっかり変わったことに私は気がつきました。非常に力強く、積極的な顔に変わっていたのです。

エクササイズで身体の各部を鍛えて、筋肉がついてくるのがちょうど三カ月くらいかかるので、彼の変化には納得がゆきます。彼の場合、エクササイズだけでなく、マシンによる筋力トレーニングやエアロビクスも始めていたのです。

自分の体型が目に見えて変わっていくのに気づき、そのことがおもしろい、楽しいと感じられるようになったのでしょう。男性の場合はとくにマシンを使ってトレーニングをすると、筋肉が太く強くなっていくのが実感できます。鏡の前に立てば、日に日にたくましくなっていくのがわかるのです。私のエクササイズの教室がきっかけで、他のものにも取り組むようになったのは指導する側にとってはうれしく喜びです。

体つきが変われば、顔つきも変わり、話し方も声の大きさも力づよくなります。私にも積極的に話をしてくださるようになり、他のメンバーとも楽しそうによく話をされるようになりました。もちろん、エクササイズにも一生懸命取り組んでいます。動きや動作を見れば、その人がどのくらい意欲をもって取り組んでいるのかわかるのです。

そして、さらに半年ほど後のことです。彼がとても楽しそうに、

「先生、今度ハワイに行くんですよ」

と言われるのです。

「あら、遊びに行かれるの？」

とたずねると、

「いえ、ホノルル・マラソンに挑戦しようと思っているんです」

そのときの私の驚き、喜びは今でもくっきり心に残っています。エクササイズがきっかけとなって、自分の身体に自信をもち、生き方も積極的に変わったのです。Eさんはホノルル・マ

ラソンでみごと完走されました。ゴールした人だけがもらえる大切な記念のTシャツをEさんからプレゼントしていただき、さらに感動しました。

# ウォーキングもいいけれど……

日本では一九八一年にアメリカからエアロビクスが紹介され、その翌年から一躍フィットネス・ブームが起こりました。その後はジョギング・ブームとなり、現在はご存じのとおり、ウォーキングが大流行です。

フィットネス・ブームは大変意義がありました。それまでの日本は高度成長期で、とにかく仕事、仕事。自分の身体や健康に目を向けるという意味で、大きな前進だったと思います。エアロビクスはもちろん素晴らしい健康法なのですが、やはり忙しい人たちにとっては、教室やスタジオに通うことはなかなかむずかしいという面があったのかもしれません。

そこで、自分ひとりでいつでも好きな時間に、手軽にできるということでジョギングが大流行したのですが、これには大きな落とし穴がありました。どんなにクッション性のいいシューズを履いていても、やはり足首や膝、ふくらはぎ、太ももなどを痛める人が出てきたのです。

いわゆる「スポーツ障害」に当たります。

スポーツ障害とは、スポーツをすることで引き起こされる、筋肉痛や関節痛などの身体の障害のこと。骨折や捻挫など大きな力が一気にかかって起こる「スポーツ外傷」に対し、小さな力が積み重なって起きる痛みです。最近では、「使いすぎ症候群」などという言葉も耳にしますが、これは運動によって肘や膝などに小さな力が繰り返して加わり、痛みが生じてくる症状のこと。スポーツ障害の代表格と考えていいでしょう。中高年の場合は、運動量を急に増やしたり、強めたりすると起こります。テニス、ゴルフ、ジョギングによって起きることがもっとも多いと言われています。筋肉や骨、靭帯が衰えてもろくなっているのに、それに気づかずに過度の運動をすることが大きな要因です。

そこで登場するのが、現在の主流であるウォーキングです。日本ではここ数年とにかく、ウォーキング・ブーム。おしゃれなウエアに身をつつんで、朝や夕方に一生懸命歩いている人をたくさん見かけます。そもそもお医者さんが勧めるのです。

たとえば、膝を痛めた女性が病院で治療を受けたとします。そのときにお医者さんが言うのは決まって、

「体重を落としなさい。そのために運動をしなさい」

という言葉です。

「どんな運動がいいのですか？」

とたずねると、かならずといっていいほど、

「そうですね、膝にあまり負担をかけないためにはウォーキングがいいですよ」

たしかに、ジョギングに比べれば、ウォーキングは穏やかな運動です。有酸素運動としての効果はもちろん十分ありますから、体重を落とすというような効果は期待できます。

しかし、それでもこれまであまり運動をしなかった人が急に始めると、身体のあちこちに使いすぎ症候群が起きる危険性は十分にあります。またウォーキングは全身運動とはいうものの、どうしても腰から下の筋肉が主に使われ、上半身の筋肉にとっては運動不足ということになります。

そして一番の問題は、正しいフォームで歩いていない人が多いことです。ちなみにウォーキングの正しいフォームとは、蹴り出すときに膝を曲げずに伸ばして、身体の中には軸が一本通っているような気持ちで、姿勢を保ちます。歩幅（ストライド）は大きめに、そして背筋を楽な状態で伸ばし、両腕を前後に大きく振ります。腕を大きく振ると、歩幅も自然と大きくなるものです。歩く速度はふだんよりもちょっと意識して速めに。デレデレではなくリズミカルに歩くのが効果的です。前に出すほうではない足の裏全体に体重を乗せ、前に出した足に重心を移動していきます。体重が出した足に全部移ったら、今度はもう一方の足を前に出します。この繰り返しです。

実際に接骨院の先生におうかがいしたのですが、最近ウォーキングで膝や腰を痛めて来院する人がとても増えているそうです。筋肉がないのに、ウォーキングが健康にいいと信じて、いきなり、そしてたくさんの距離を歩いてしまう。そういう人が身体を痛めてしまうのです。

いずれにしろ、問題はウォーキングだけではありません。他のスポーツでも、これまで長い間運動をしてこなかった人が急に始めると、あちこちに障害が起きやすいものです。ゴルフはほとんどが歩くという運動ですから、生涯スポーツとして楽しむのは大変いいものです。しかし、運動としてはやはり一部の筋肉しか使いません。テニスも同じで、ラケットを持つほうの腕に負担がかかります。

こうしたスポーツを楽しむためには、あわせて筋力を鍛えるエクササイズを実行してほしいと思います。筋力を向上させれば、使いすぎ症候群、スポーツ障害の予防にもなります。必要な筋肉を鍛えることで、そのスポーツをより楽しめるはずです。

ところでウォーキングとならんで、とくに高齢の人に根強い人気があるのが「ラジオ体操」です。第一、第二体操がありましたが、最近では高齢の人でも無理なくできるようにと「みんなの体操」が考案されました。

たしかに、第一、第二体操は少しきつい動きがあります。たとえば前屈した上体を急に起こし、そのままそらすなど、運動としてやや無理な動きがあるのです。新しくできた「みんなの体操」は、椅子に座っててもできるよう、無理のない動きがバランスよく入っていますので運動不足になった人の健康維持のためには効果的だと思います。ただ体力がついてきたら、少しずつ運動量を増やしていくことも大切です。これだけでは筋肉や体力はつかないので、何かほかのエクササイズの準備運動として楽しむといいと思います。

ラジオ体操は繰り返し行うので動きを覚えてしまい、ただ動かしているだけにならないようストレッチ感を味わいながら行わないと意味がありません。

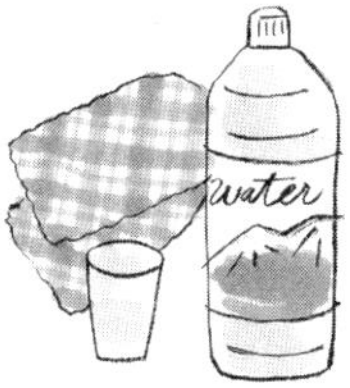

# 山岡式ストレングス・エクササイズの特徴

これから始めるストレングス（筋力）エクササイズの特徴をまず説明しましょう。これまで私は、クラシックバレエ、モダンダンスをバックグラウンドに、ヨガ、エアロビクス、ゲシュタルト心理学、ボディワーク、ピラティー、ダンス療法、リラクセーションなどを学び、多くの人に指導してきました。このエクササイズは、今までに学んできたもののなかから洋の東西を問わず、より効果のあるエクササイズを選び、組み合わせて作り上げたものです。

呼吸法やピラティー療法（113頁、115頁参照）を取り入れたエクササイズで、何歳でも、もちろん男女どちらでも、誰でも手軽に簡単に始めることができます。けっしてダンサーやスポーツ選手など特殊な人を対象にしたものではなく、一般の人が、普通の生活のなかでできるものばかりです。そして、ふだんの生活をよりよくするために必要な筋肉を鍛えるエクササイズでもあります。簡単にできて、しかも効果があります。

エクササイズは、こり固まった筋肉をほぐすものと、弱った筋肉を鍛えるものを組み合わせています。腹筋を中心に股関節や背骨を整え、バランス感覚を養うので、さらに姿勢がよくなります。

●たたみ一畳のスペースでできる

たたみ一畳、あるいはマット一枚のスペースがあればできます。フィットネス・スタジオに通うのは無理という人でも、自宅で行うことができます。エクササイズのなかには横たわって行うものもあり、朝や夜、布団の上で行ってもいいのです。飛んだり跳ねたりすることもないので、集合住宅で階下に響かないか、という心配もありません。

●特別な器具やマシンは何も必要ない

用意していただくものは何もありません。このエクササイズは、自分の体重を負荷（重力に抵抗する力）として利用するからです。

特別な準備が必要ないので、いつからでも始めることができます。

●一日一〇～一五分でも大丈夫

どんなに効果がある運動でも、毎日一時間やらなければいけないというのではとても継続できないでしょう。このエクササイズは一日一〇～一五分でも十分効果があります。ただし、一週間に一度というのでは効果も半減します。最低でも週に三度はエクササイズを行いましょう。

●自分の身体のレベル、状態に応じたエクササイズができる

難しい動き、痛みをともなう動きはいっさいありません。むしろ身体にやさしい、心地よい動きです。一つひとつのエクササイズは、鍛えたい、発達させたい筋肉や関節に意識を集中させて行うので、リラックス効果も期待できます。

基本のレシピに加え、自分に必要なエクササイズを選んだり、回数を少しずつ増やしていくことで、自分の能力にあったレベルのエクササイズができます。

では、エクササイズを継続して行うと、どういう効果があるのでしょうか。私が実際に教室で教えている生徒さんたちの声をいくつかご紹介します。

「肩、腰の痛みが楽になり、スムーズに動かせるようになった」
「ぐっすり眠れるようになり、朝の目覚めがよくなった」
「家事をするときに、動作が軽やかにできるようになった」
「身体全体が軽く、楽になった」

「疲れにくくなった」
「小走りしても息がハアハアしなくなった」
「腹筋力がついた」
「バランス力がアップした」
「歩き方や姿勢、動作を日頃から意識するようになった」
「以前は左の足首が冷えてどうしても硬くなりがちだったのが、動かすことで温かくなるのがうれしい」
「五十肩で上がらなかった腕が、痛みが消えて上げられるようになった」
「便秘が解消され、食事がおいしく感じられるようになった」
「階段をのぼるのが楽になった」
「お腹のまわりが引き締まってきた」
「体重は以前と変わらないのに、下腹部がずいぶん細くなった」
「骨密度を計ったら上がっていた」

まずは、身体全体、あるいはこれまで弱ったり痛んだりしていた部分がよくなったという声をよくききます。私のエクササイズは筋肉を鍛えるといっても、外側の筋肉というより、基礎的な筋肉や深筋部を活性化させることを大きな目的としています。したがって人それぞれ実感される部位は違いますが、エクササイズを行うことで日常のあらゆる動作の能力を向上させるのに必要な調和が生まれます。身体の調子がよくなったという声だけではありません。気持ちの面での変化も大きいようです。これはもちろん、身体の状態の変化とも密接につながっていることだと思います。


「固まっている筋肉をほぐすと、身体だけでなく精神もリラックスし、スッキリする。エクササイズはとても楽しい時間で待ち遠しい」

「エクササイズで意識が変わり、電車に乗ったときもできるだけ座らないように努力をするようになった」

「気持ちが明るく、前向きになった」

「生活にハリが出てきた」

「自分の健康は、自分で管理しなければという思いが強くなった」

「物事に対処するとき、自分にとってストレスのない考え方をさぐり、やり通せるプロセスを工夫する気持ちをもつようになった」

「年齢に関係なく、これからも続けていきたい」

## 呼吸法

「呼吸」という漢字の意味は、「吐く」と「吸う」です。呼吸というと、空気を吸うほうがメインのように思われるかもしれませんが、じつはこの漢字の順番どおり、吐くほうが大切なのです。試しに、肺の空気をふーっと全部吐き出してみてください。すると吸うことを意識しなくても、次に自然と空気が入ってきますね。

泣きじゃくっている子どもはよくすすり上げるように、息を小刻みに吸っています。では笑っているときはどうでしょう。ハッハッハッと息を吐いています。息を吸うよりも吐くほうが、リラックスできるのです。

エクササイズでは、呼吸法はとても大切な要素です。筋肉を動かすために酸素を取り入れる必要があるということはもちろんですが、これだけではないのです。たとえば息をとめると、どうしても力んで緊張し、身体の動きもぎこちなくなります。ですから、エクササイズでは自然呼吸か、とくに注意があるときは息を吐きながらその動きを行うようにします。たとえば、腹筋運動などは息を吐きながら行うと、腹筋と横隔膜が収縮するので、よりスムーズで効果があります。前屈なども息を吐きながら行うと、より深く上体を曲げることができます。

さて、呼吸には腹式呼吸と胸式呼吸がありますが、エクササイズではとくに意識して腹式呼吸を行わなくてもいいと思います。ただ、深い呼吸をする、身体の中心（おへその下あたり）から呼吸するつもりで。これにはやはり、いい姿勢でないと、深い呼吸はできません。また吐くほうが吸うよりも二～三倍長くなるようにゆっくりと息を吐き出します。

エクササイズで呼吸が上手にコントロールで

きると、日常生活のちょっとした動きにもそれを無意識に利用できるようになります。たとえば、今流行りのガーデニングで、シャベルで土を掘り起こすときでも、息を吸いながら掘れば肩に力が入ります。逆に吐きながら掘れば、とっても楽にできるのです。上手な呼吸、身体の使い方をぜひ身につけてください。

## ピラティー療法

ピラティー療法は第一次世界大戦中、ドイツ人のジョセフ・ピラーテという人が負傷した兵士たちのリハビリのために、ベッドにバネをつけて寝たままトレーニングができる機械「リフォーマ」を考案したのが始まりです。

一九二三年、ジョセフ・ピラーテはニューヨークに移り、この療法を教えるスタジオを開設すると、当時のモダンダンスの有名なダンサーたちが次々と訪れ、その技術をダンス・トレーニングに取り入れるようになりました。マシンを使うものだけでなく、フロアで行うプログラムもあります。現在でも、ダンサーはもちろん、プロ、アマを問わず、さまざまなスポーツをする人、そしていまや、ピラティーを行っている一般の人たちもいます。

ピラティーのほとんどのエクササイズは横たわって行うので、重力から解放され、自分の身体に集中できるというメリットがあります。また背中と首が支えられているので、安全に、かつ発達させたい部分に意識を集中してトレーニングをすることができます。

私のエクササイズではこうしたトレーニングを取り入れ、ただし機械は使わず、フロアで行います。横たわって行うメニューも多いのですが、これはやはり重力から解放されて、発達させたい部分だけを効果的に鍛えられるからです。

# エクササイズを始める前に

## ●お風呂上がりや朝起きたときに習慣づけるのが一番

一日のうちいつ行うのがいいかという決まりはありません。自分にとって毎日やりやすい時間帯を見つけてください。

食事の一～二時間後ぐらいがインシュリンの働きもよくて、脂肪を燃やしやすいので、できる人はこの時間に。あるいは、お風呂上がりは筋肉も心もリラックスしていてやりやすいでしょう。もちろん、寝る前に行ったり、時間にゆとりがある人なら、朝だと目覚めもスッキリして爽快感が味わえます。

毎日同じ時間帯に行えば、やがてそれが生活のなかであたりまえの習慣となります。朝起きたら歯を磨く、顔を洗うというのと同じようになるのが理想です。同じ時間帯が難しい人は、日によってちがう時間でも大丈夫。「あっ、エクササイズやろう！」と思ったときが、その人にとってのベストの時間だと気軽に考えてください。

●しめつけない楽な服装で

特別な服装は必要ありません。お好きな服でどうぞ。ただお腹などをあまりしめつけない楽な服装がいいでしょう。家で行うときは、ジャージやパジャマなどで十分です。ただし、パジャマはボタンがないもののほうが前がはだけなくてやりやすいと思います。

●好きな場所、好きなＢＧＭで

畳の上、ふとんの上、硬めのマットレスの上、どこでもかまいません。硬い床の上の場合は、タオルを一枚敷くなどして衝撃をやわらげてください。呼吸法とともに、体重を床に預けて行うので集中と解放感が味わえます。自分の好みの静かなＢＧＭを利用して、瞑想感覚で行うこともできます。エクササイズ用のテーマ曲をひとつ決めておくのもいいですね。

●１セットは八～一〇回

何セット行うかは、自分の状態をつかんでコントロールします。最初から無理して多くしてはいけません。少しずつセットの回数は増やしていきましょう。

## ●無理をしない

体調の悪いときは無理せず休みましょう。

「毎日どうしてもやらなければいけない」

と義務感で行ってもけっして楽しくありません。筋肉のエクササイズは、週に最低三回行えば効果があります。また現在病院で治療を受けている人、薬を飲んでいる人は、お医者さんと相談してから始めてください。

## 長続きさせるには
## 理想の自分をイメージする

最初に、全身が映る鏡で今の自分の姿を確かめて、次になりたい自分の姿をイメージしてみてください。自分の理想像を想像するのが難しければ、誰か有名な人でもいいのです。「誰々みたいな身体になりたい」とか「誰々みたいな着こなしをしてみたい」。何でもいいのです。その人のキリヌキの写真を壁に貼ってもいいと思います。これで「変わりたい」という動機と、「誰々のような」という目標ができました。

次にとりあえず、一カ月は続けてください。筋肉が発達するには三カ月は必要ですが、とにかく一カ月は頑張りましょう。この間は「時間がない、忙しいから」という言い訳は禁物です。ただし、一日や二日さぼったから、忘れたからといって、落ち込む必要はありません。また明日やればいいのです。

一カ月続ければ、かならず身体と心に変化が訪れます。体重は変わらなくても、身体がなんとなく軽くなったとか、肩こりが減ってきたとか、何かしら身体の状態がよくなり、そのために心も晴れ晴れとしてくるものです。

こうなればしめたもの。エクササイズは気持ちよく、楽しいことが実感としてつかめれば、継続はけっして難しいことではなくなります。

お友達や夫婦で、あるいは親子でいっしょにやるのもひとつの手。励まし合いながら、楽しみながら、お互いに健康になっていければ最高ですね。

# 山岡式エクササイズ　実践篇

# 足の指の体操

## ウォームアップの前に

足の裏を揉んだり、叩いたり、指に刺激を与えるだけで身体がラクになった気がします。足に刺激を与えると、脳からのホルモン分泌がさかんになり、血液の流れもスムーズになります。また、足の裏には全身の器官と密接な関連のあるツボも集中しているといわれています。末梢部分、つまり足の指や足全体に刺激を与えて、まず身体をほぐしましょう。

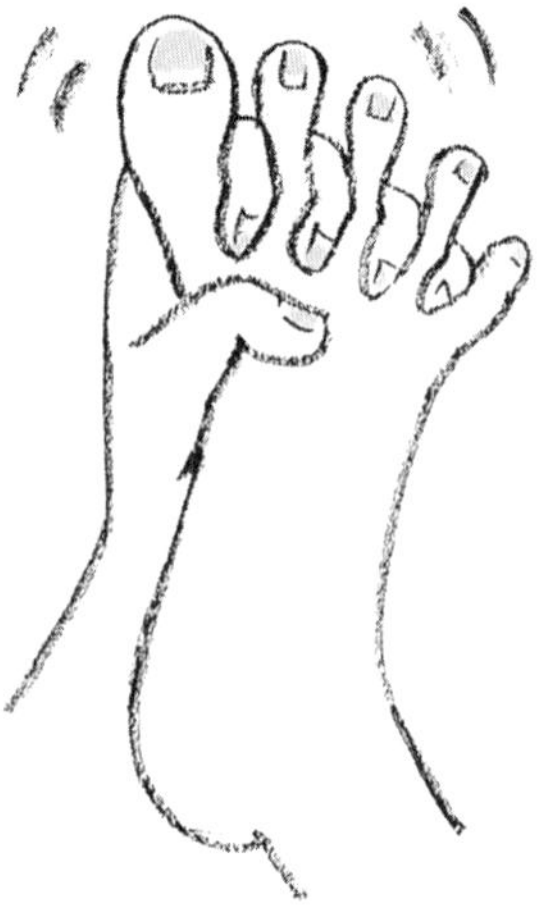

手と足で握手。つけ根までしっかり指を絡ませ、息を吐きながらギュッと力を入れ、息を吸いながらゆるめる（左右各 5 回程）

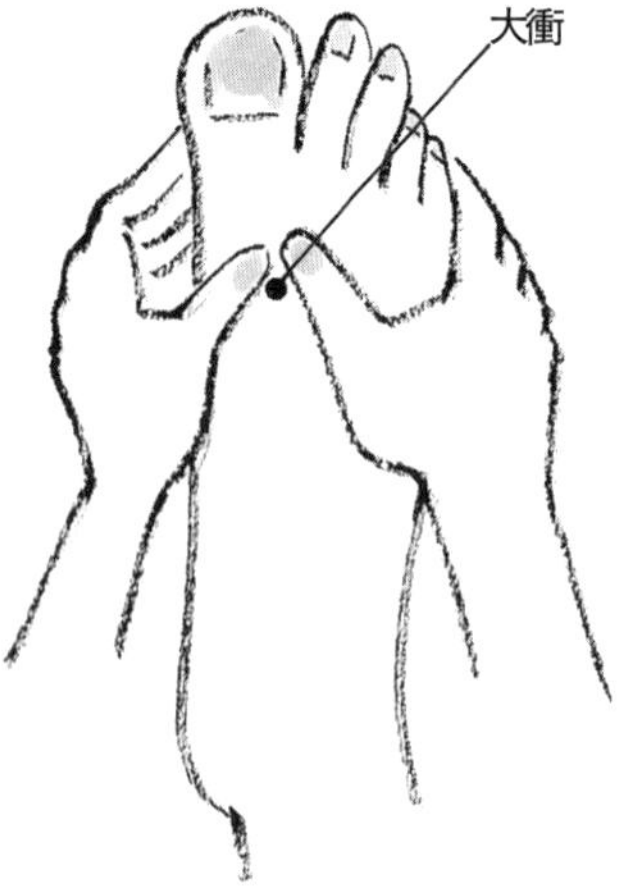


大衝というツボから始め、甲の指のつけ根とつけ根の間を順に押し、甲全体もマッサージする（左右各 5 回程）

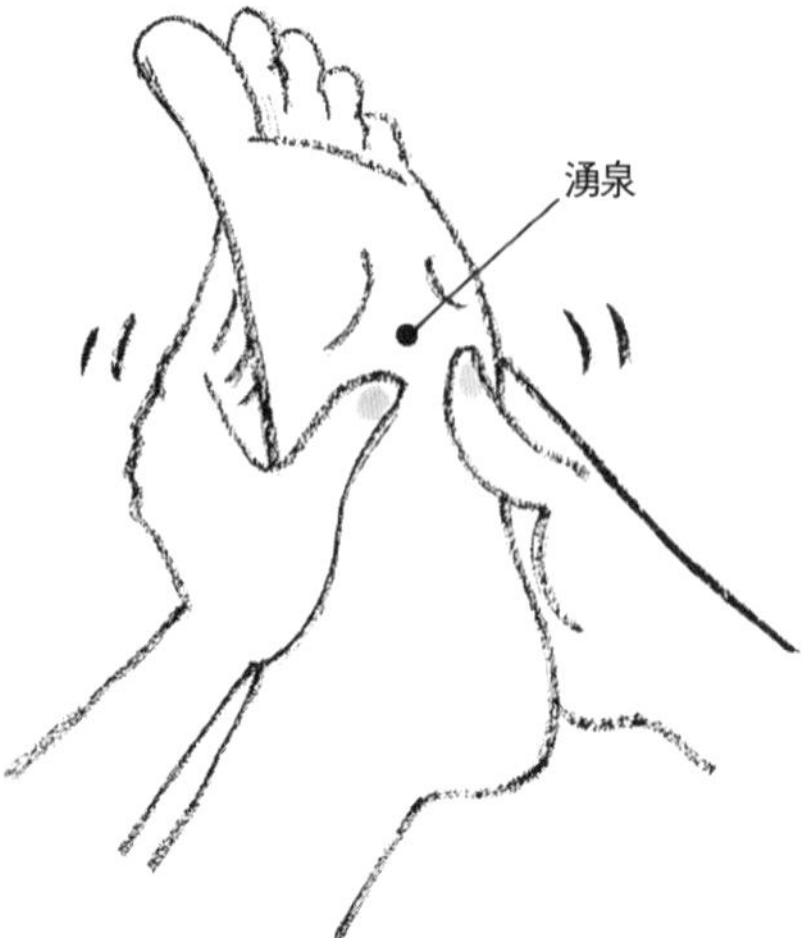


土踏まずを中心に全体を押す。ツボ（湧泉）は自律神経のバランスを高め、冷え性、心身の疲れをとりのぞく（左右各 5 回程）

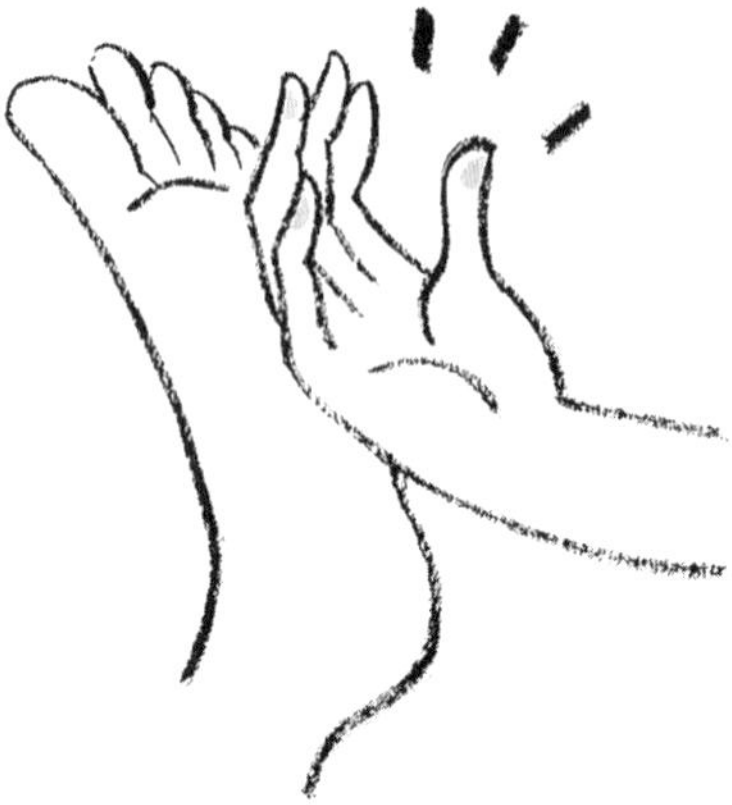

足の裏の土踏まずから、踵まで、手の甲で叩き全体に刺激を与える（左右各 10 回程）

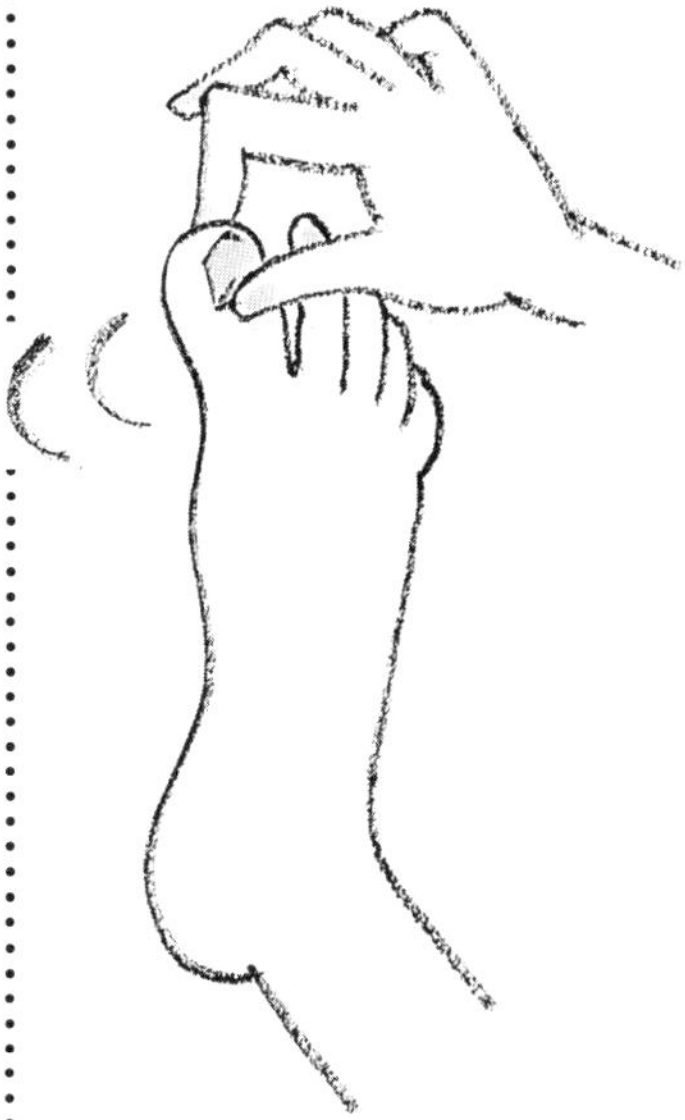

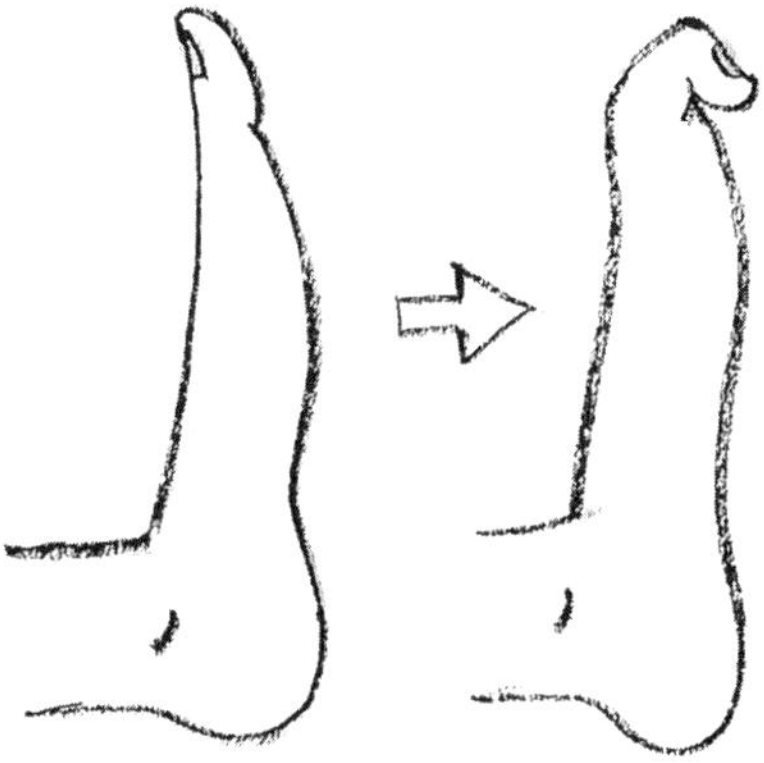

上：つけ根をまげたり伸ばしたり、指でこんにちわの御挨拶（10回程）
左：息を吐きながら指をひっぱりあげるようにして、親指から順にまわす（5回程）
下：足でジャンケンを。グーからパーにするときは左右に指をおもいきり開く（5回程）

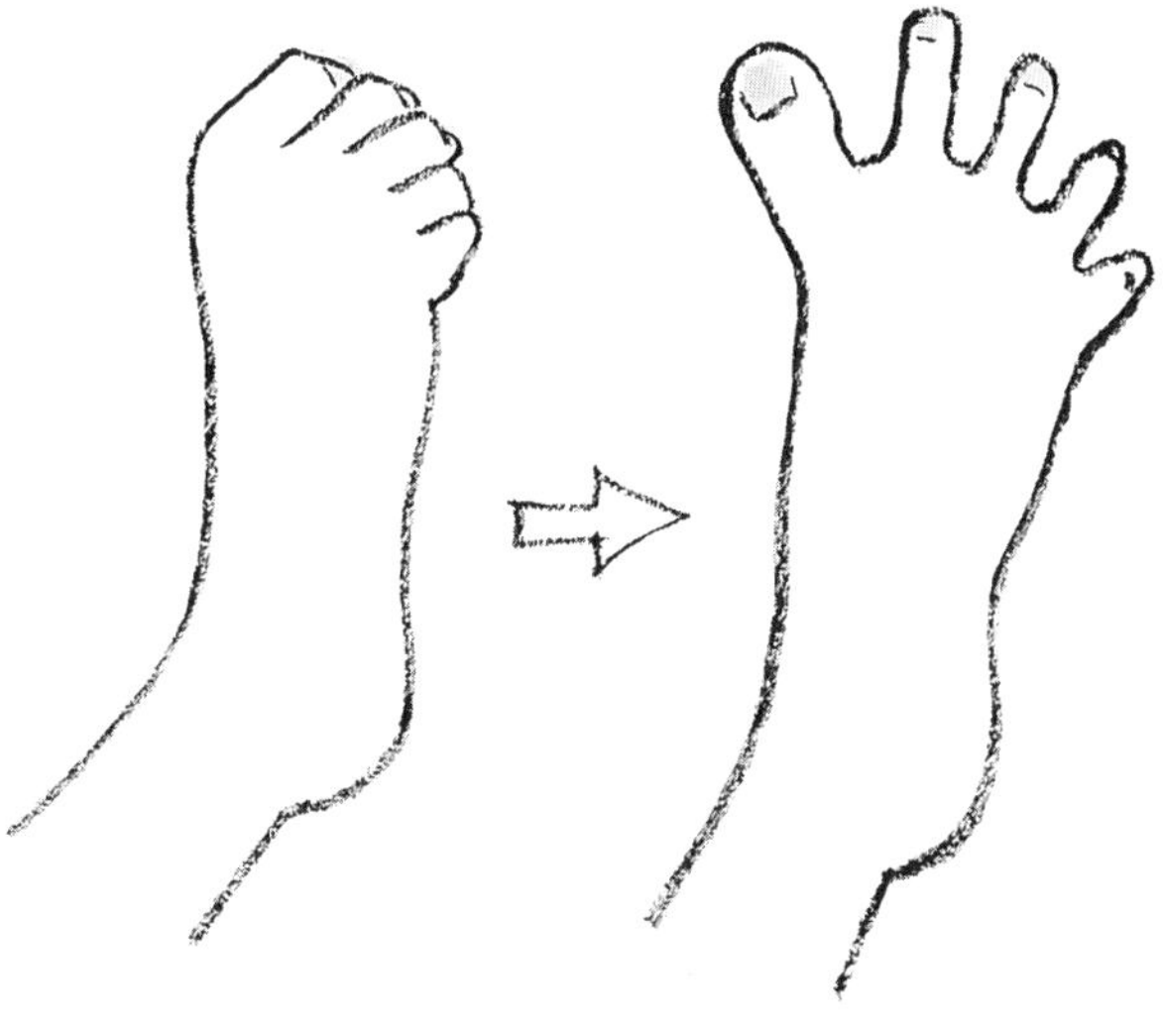

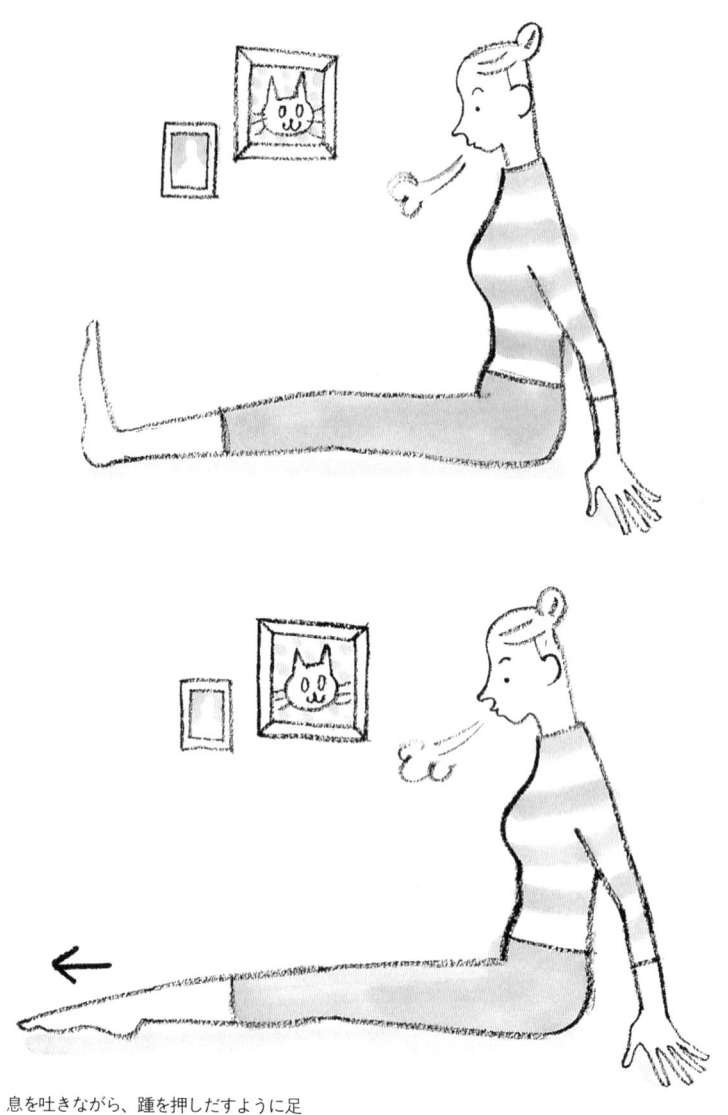

息を吐きながら、踵を押しだすように足首をまげ、力をぬいて息を吸う。次は息を吐きながらつま先を伸ばす（10回程）

# ウォームアップ

## 円運動のすすめ

ウォームアップを行うのは、筋肉をあたため、関節をなめらかにするため。そうすれば、次のエクササイズにすんなりと進めます。最も新しい感覚の円運動をやってみましょう。これは、渦巻きの中心から外側へと広がっていくような全身運動です。直線的な運動にくらべ、穏やかにできるうえ、動きに集中することができるのです。

右：手首と指をやわらかくするため円を描くように、大きく右回し左回しを行う（各５回程）
下：肩に軽く手を置き、肘で円を描くように、大きく内回し外回しを行う。次に深呼吸をするように腕全体で身体の前で大きな円を描くように回す（各５回程）

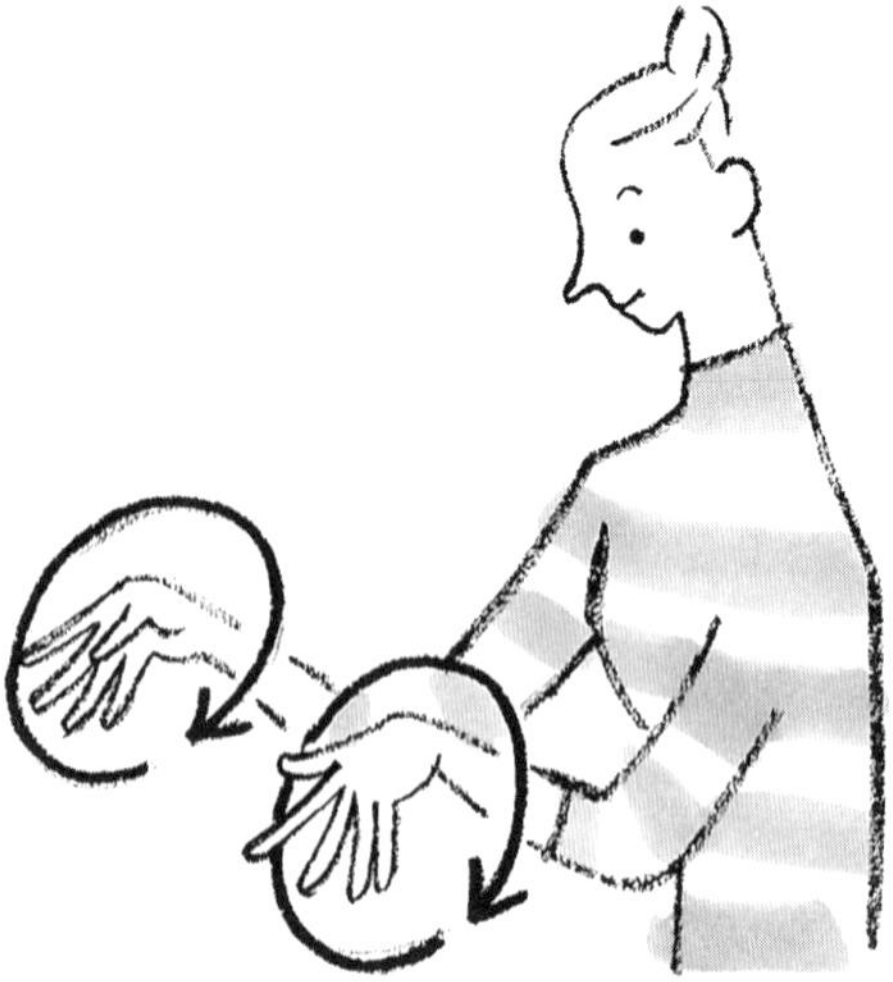

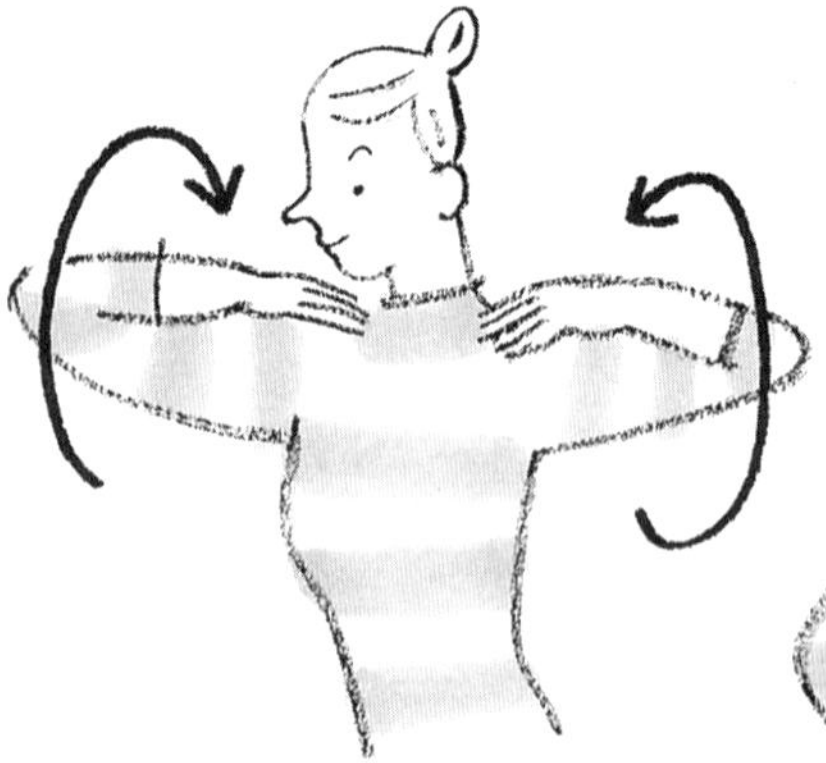

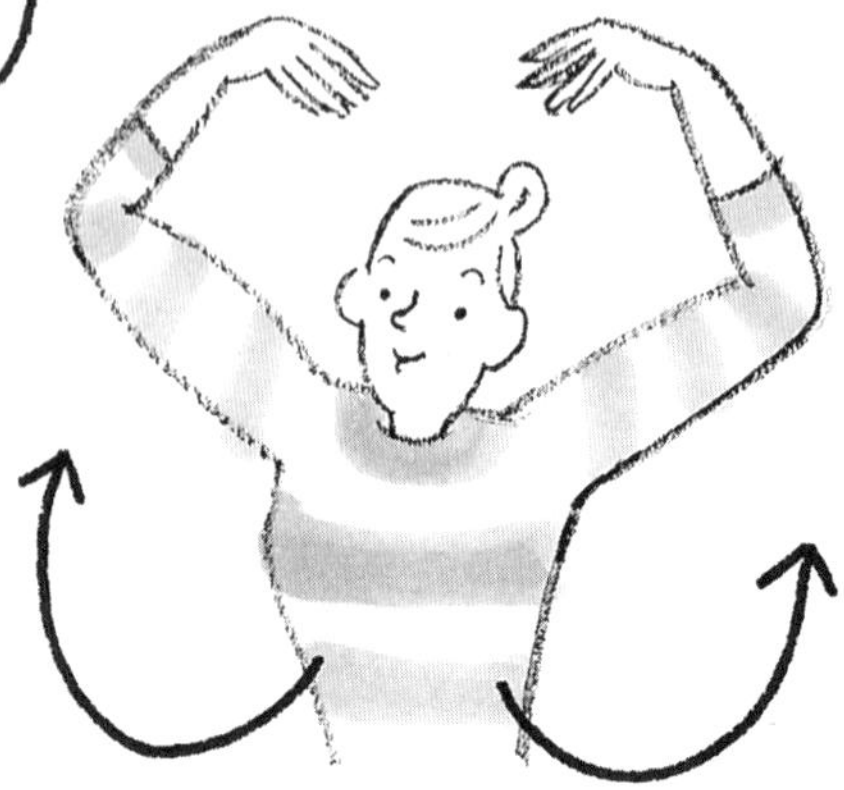

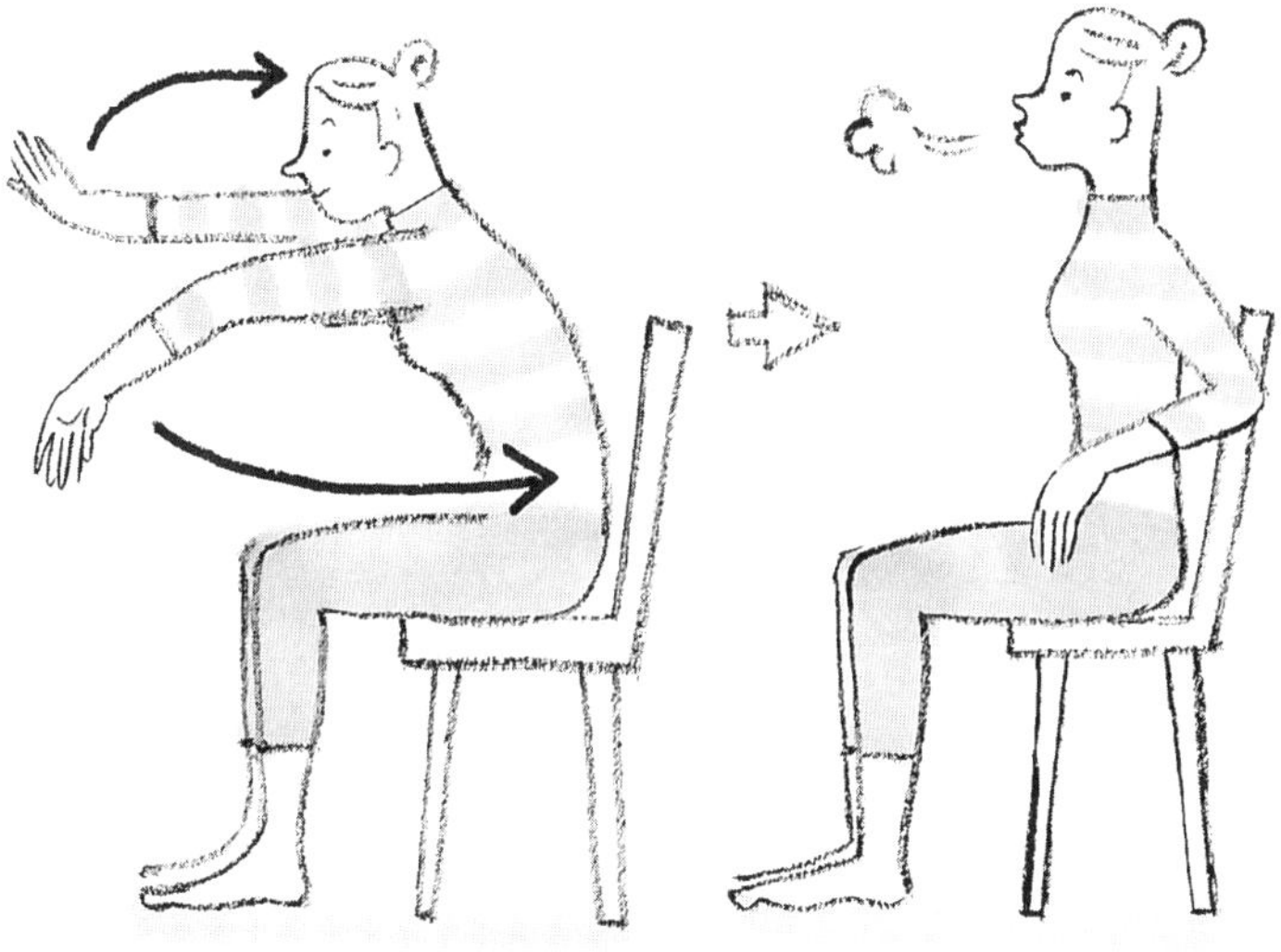

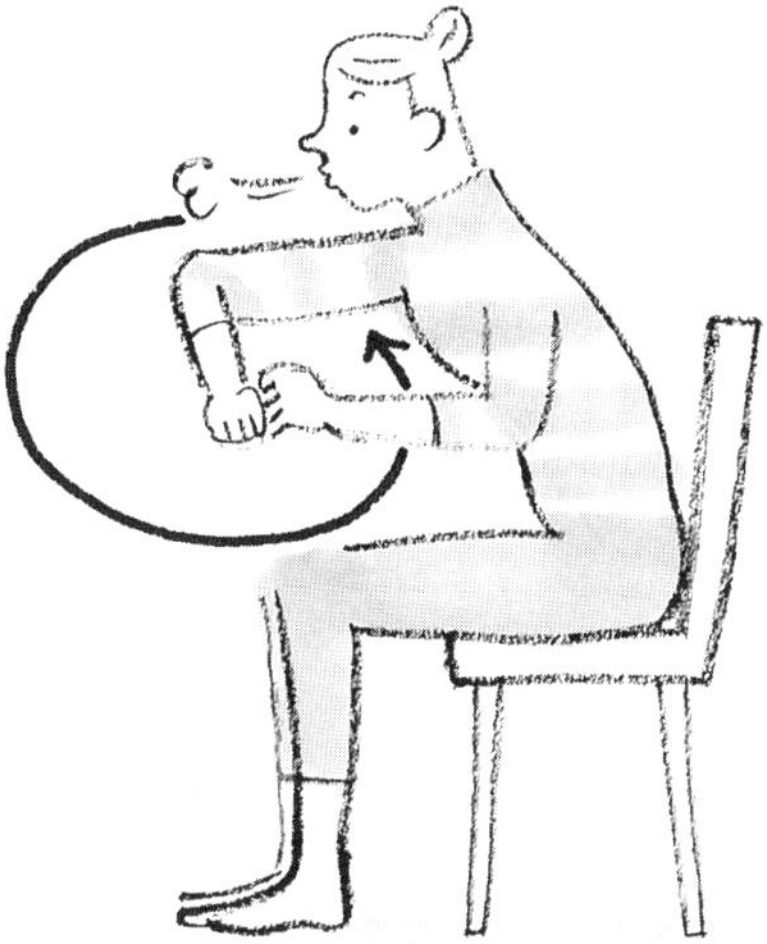

上：息を吸いながら平泳ぎをするように、腕と背中を連動させ床と並行に円を描く。背骨もやわらかくほぐすように徐々に円を大きくしていく（10回程）
左：石臼をひくように、腕を床と並行にして円を描く。腕だけで行わず上半身と連動させ、円運動を徐々に大きくしていく(左右各 5回程)

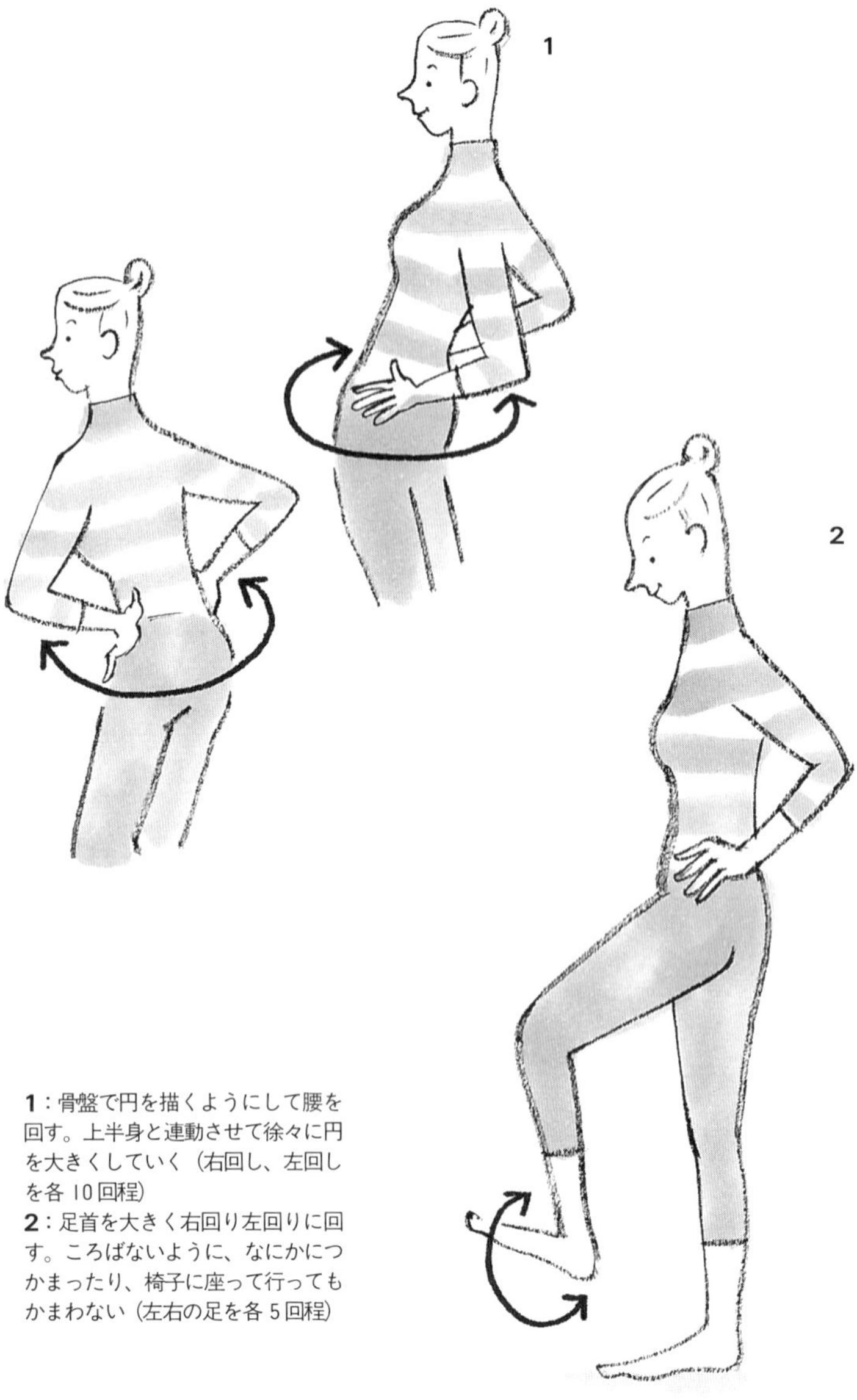


**1**：骨盤で円を描くようにして腰を回す。上半身と連動させて徐々に円を大きくしていく（右回し、左回しを各 10 回程）
**2**：足首を大きく右回り左回りに回す。ころばないように、なにかにつかまったり、椅子に座って行ってもかまわない（左右の足を各 5 回程）

# 基本レシピ

## 17の基本運動、無理なくできる8つの運動

マシンやダンベル器具などを使うことなく、自分の体重を負荷として重力の抵抗を利用して行う運動です。大部分は床に横たわって行うので、首や背中に余計な緊張がかからず、部位に集中しつつ、かつ穏やかにできます。リハビリの運動療法をベースにして、呼吸法を取り入れながら筋力と柔軟性（ストレングス&ストレッチ）を高め、バランス感覚を向上させます。ここでは、腹筋を中心に身体の各部位がまんべんなくエクササイズできる17の基本運動をご紹介します。毎日やるのが一番いいのですが、時間のない人は、一日15分から20分でもできる★印の8つの基本運動をおすすめします。お休みの日など時間に余裕があるときは17の運動をやりましょう。なるべく途切れないようにやれば、あなたの身体には必ずよい変化が表れるでしょう。

# ① 呼吸

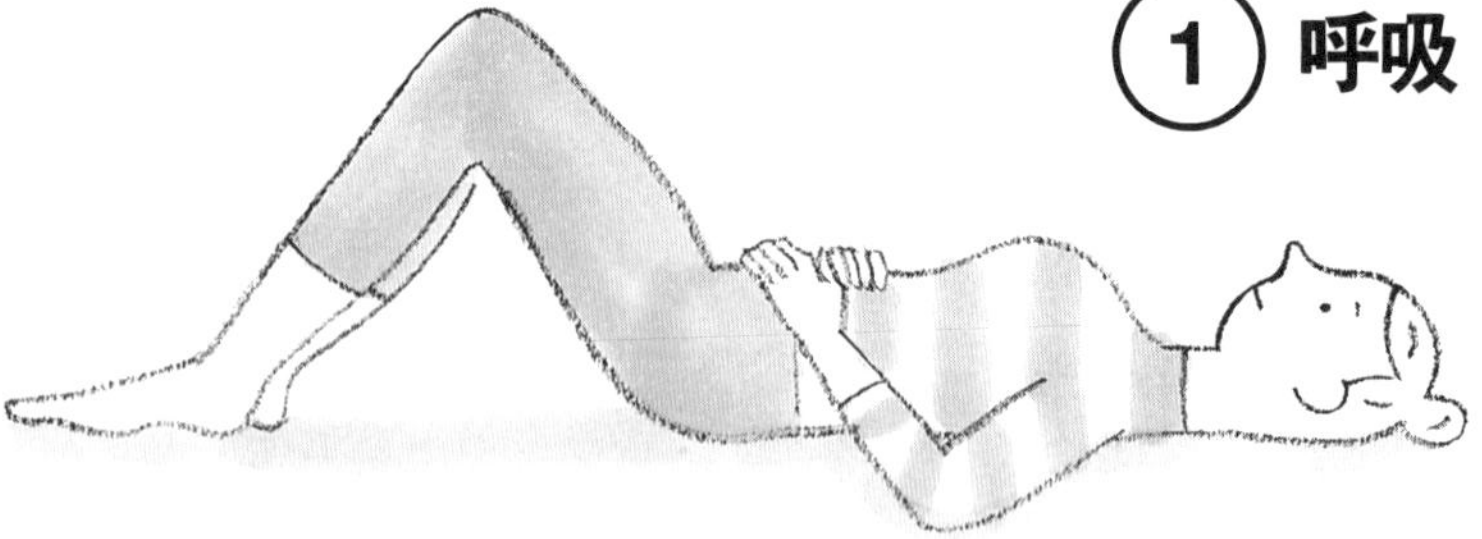

あおむけになり、リラックスして意識を呼吸に集中する。鼻から息を吸うとお腹が膨らみ、口から吐くとお腹がへこんでいく感じを下腹にのせた手のひらで感じながらゆっくりと行う（10回程）

# ＊② お腹

## お腹をひきしめる

①の状態から上体を肩甲骨あたりまで起こし膝を胸にひきよせ手のひらは床に向け並行にし、30秒程そのままに。さらに足を上に伸ばす。お腹は床に沈みこむようにへこませて、左右の手を上下に動かしながら3秒息を吸い3秒吐くを10回くりかえし、もとに戻す（2〜3回）

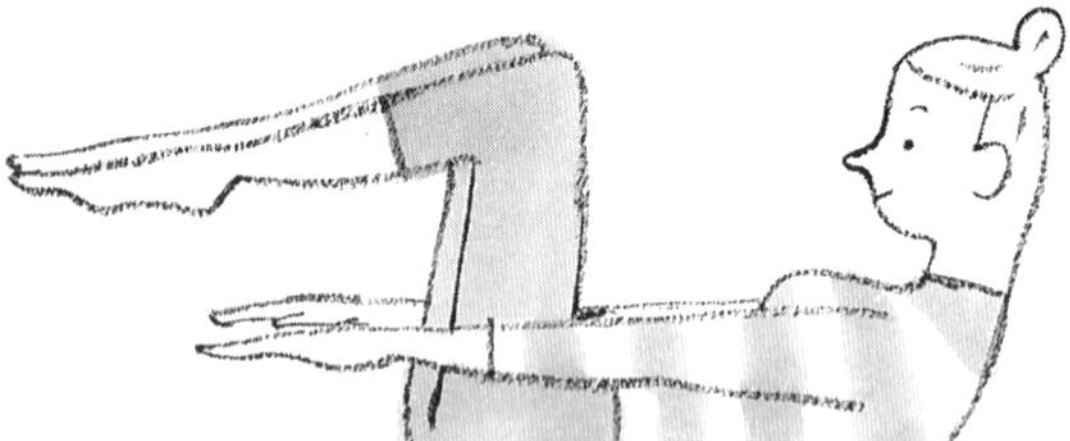

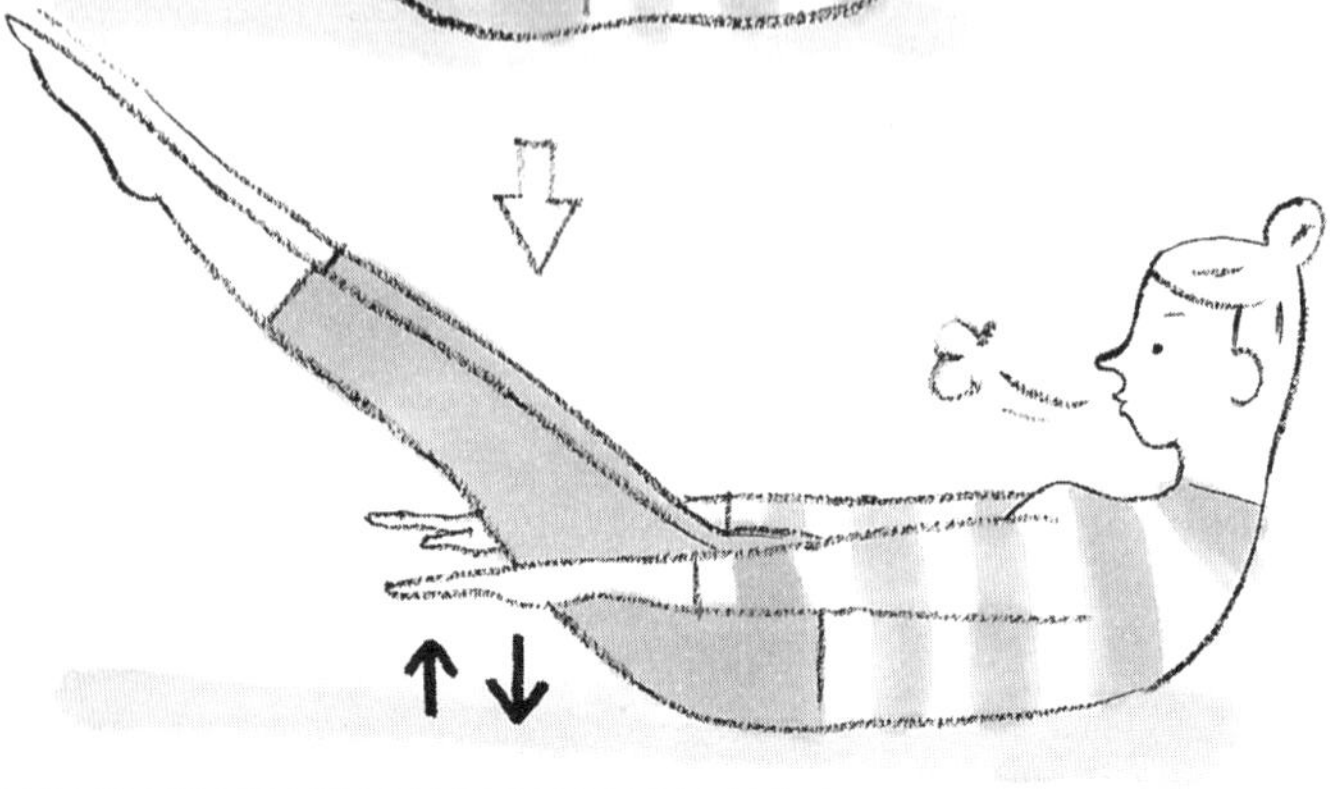

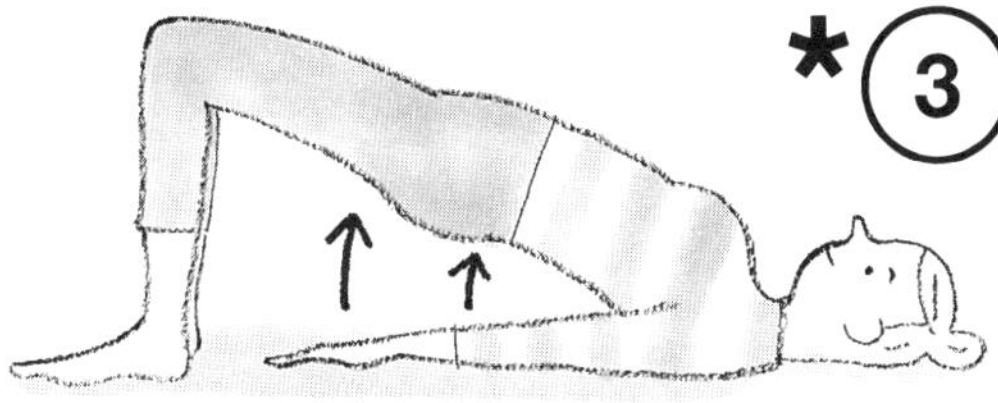

## ＊③ 背中
### しなやかな背中に

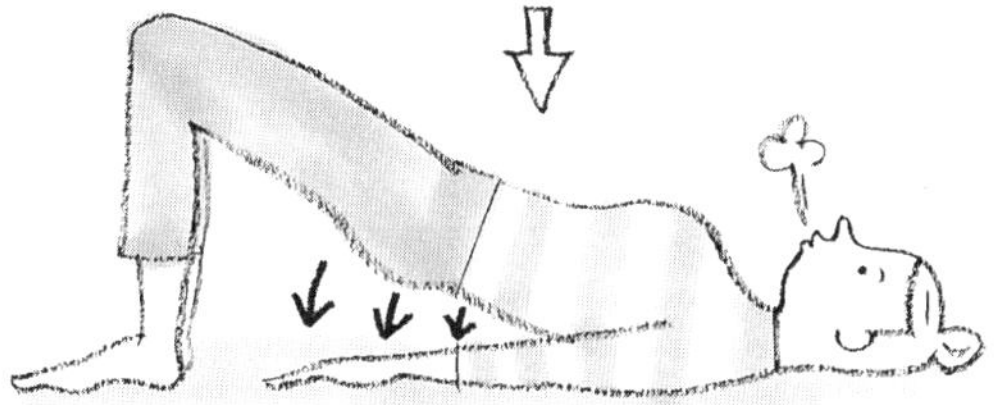

お腹をストレッチするように両手、両足で床を押し、息を吸いながらおしり、腰、背中とあげていく。今度は逆に息を吐きながら背骨の上の骨から順に踵のほうにひっぱりながら床に戻す（3回程）

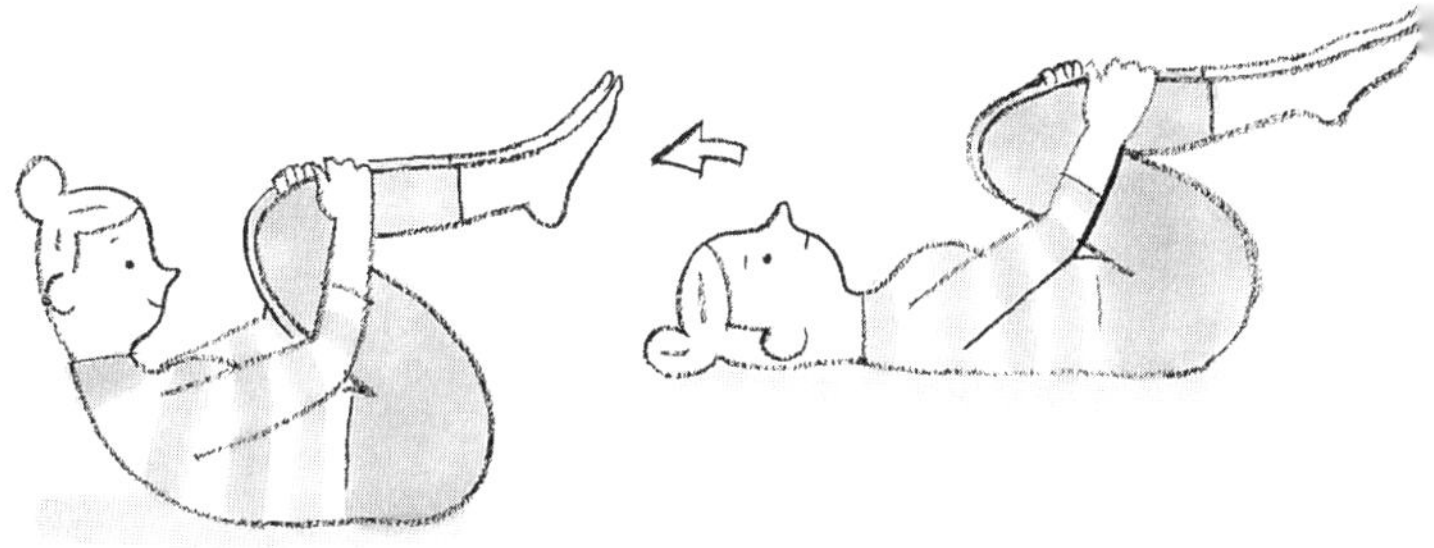

## ＊④ 背骨
### 正しい姿勢を

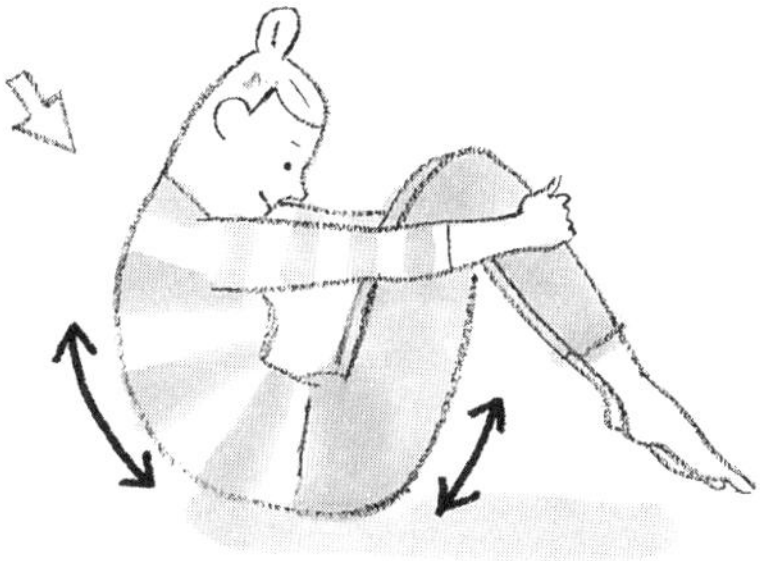

あおむけになり膝をかかえる。ロッキングチェアーを揺らすように息を吐きながら起きあがっては戻り、背骨のマッサージをする（10回程）

# ⑤ 股関節の強化

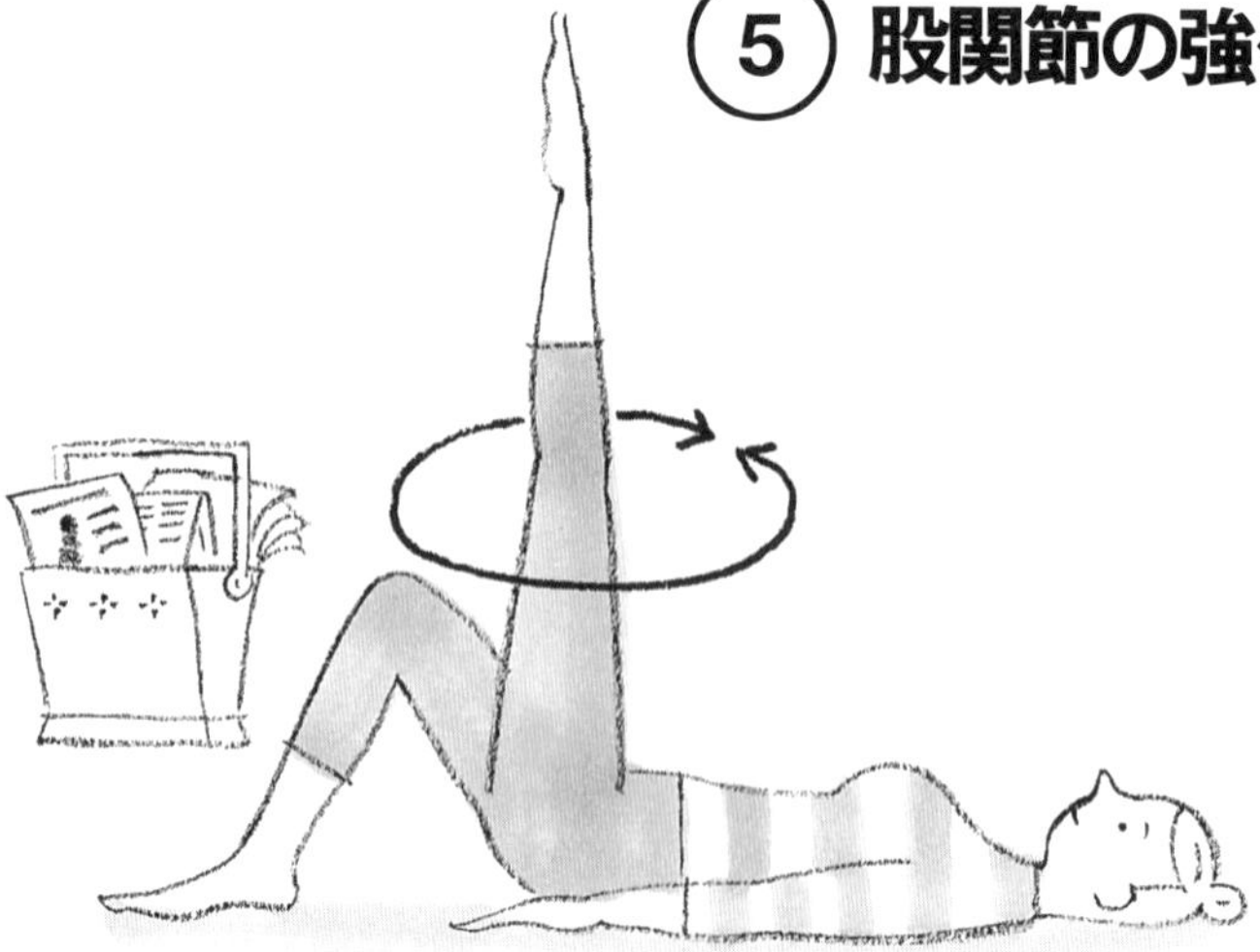

両膝をたて左足を上に伸ばしストレッチ。腰が浮かないように注意し、伸ばした足で円を描くようにつけ根から回す。膝がまがらないよう足が1本の鉛筆になったようにイメージする。
次に膝を立てているほうの右足をつま先まで伸ばして同じ動作をくりかえす（左右10回ずつ）

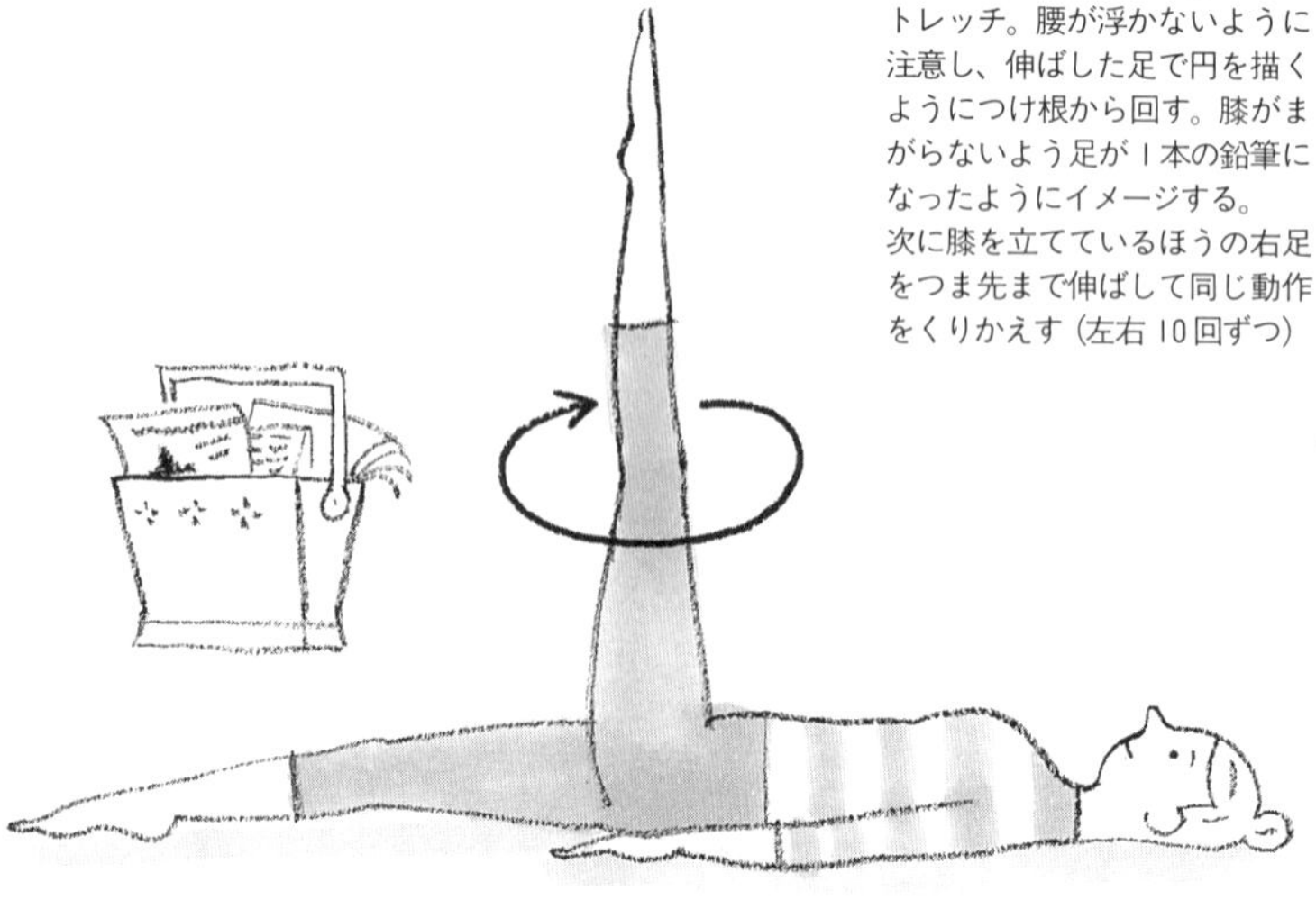

## ⑥ 肩
### 肩こりの解消

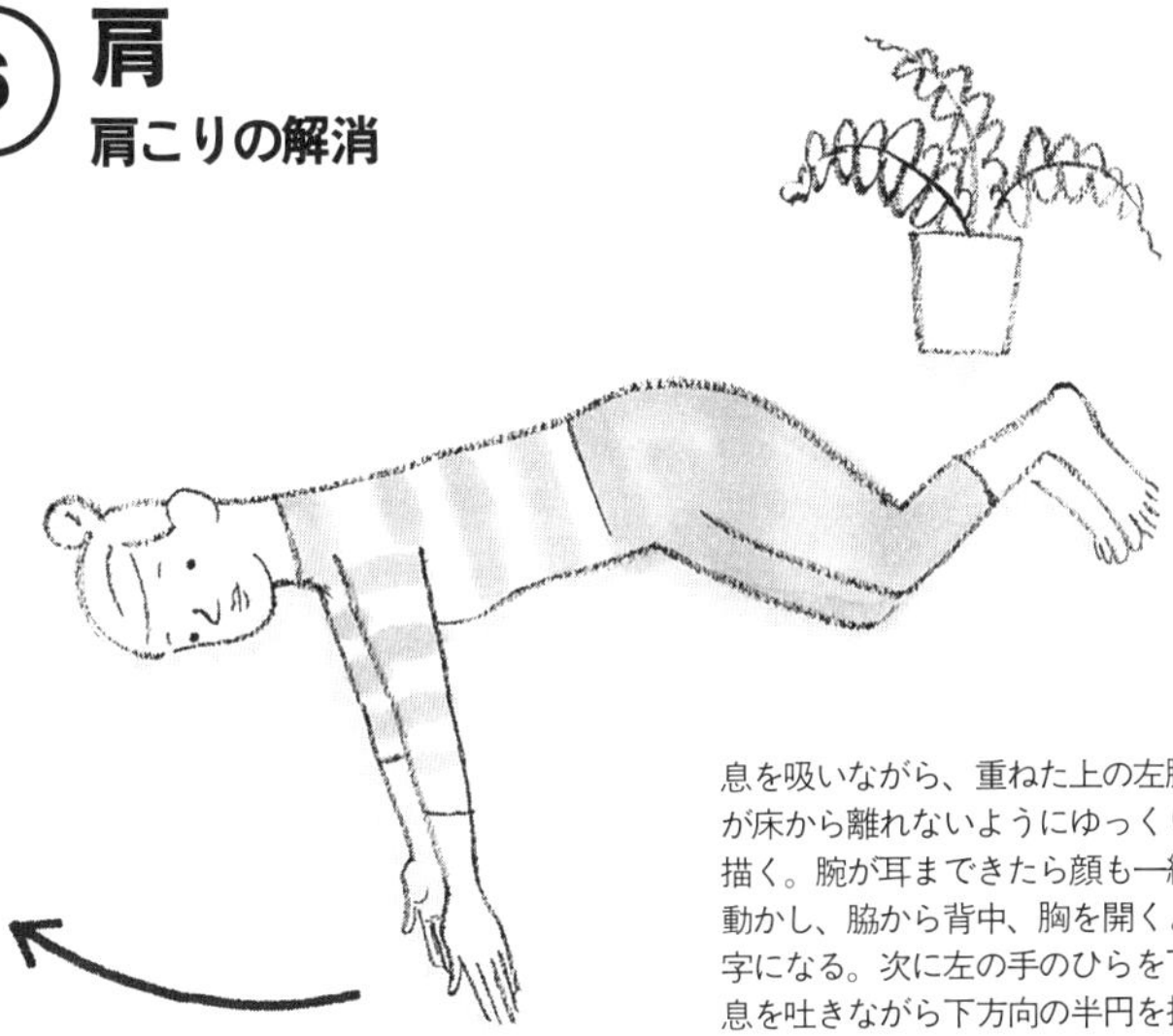

息を吸いながら、重ねた上の左腕で指先が床から離れないようにゆっくりと円を描く。腕が耳まできたら顔も一緒に腕と動かし、脇から背中、胸を開くようにＴ字になる。次に左の手のひらを下に向け、息を吐きながら下方向の半円を描き、腰まできたら上体も一緒に動かしスタートの姿勢に戻す（左右 2、3 回）

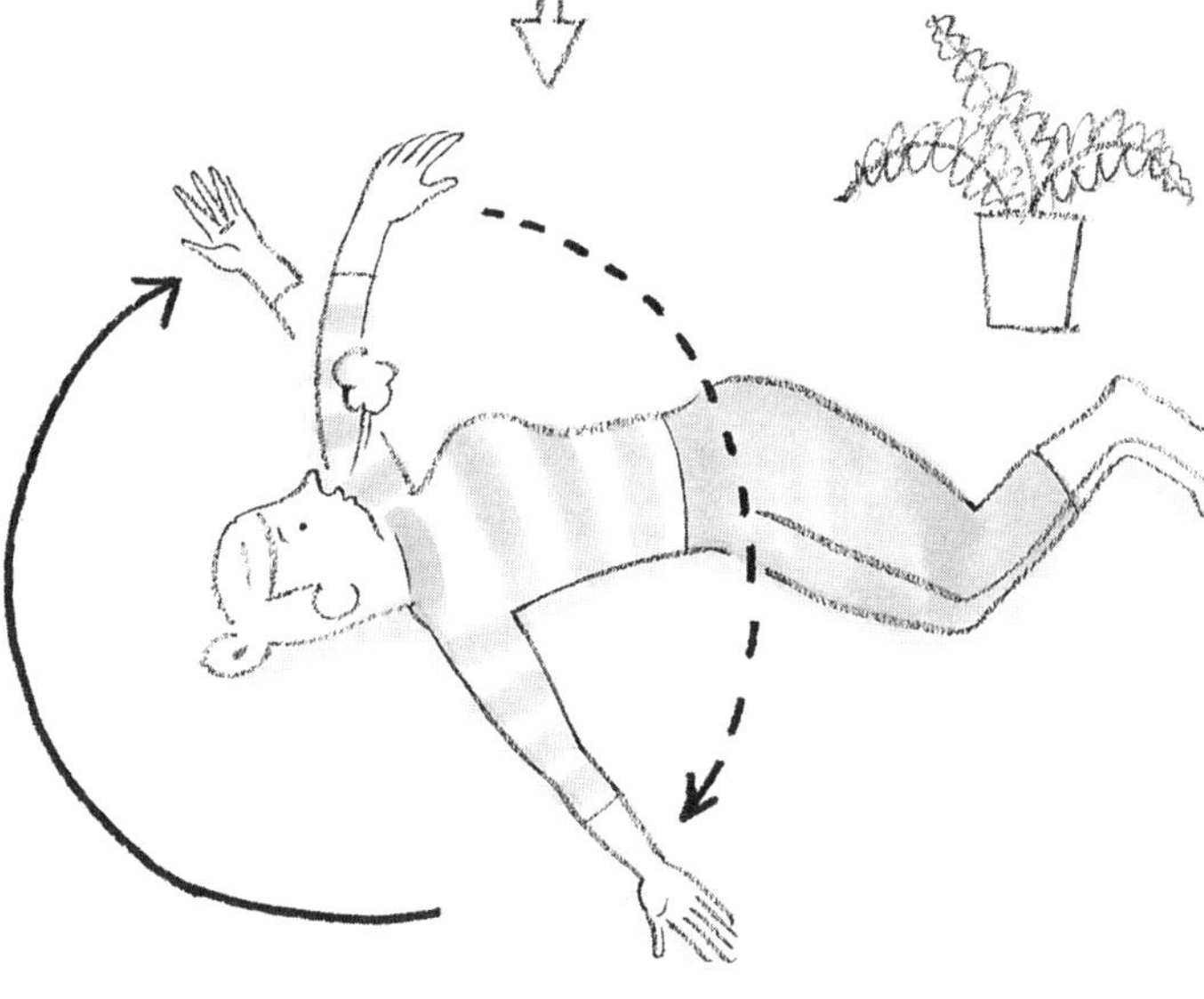

## ＊⑦ 背中

### 首から腰にかけてのこりの解消

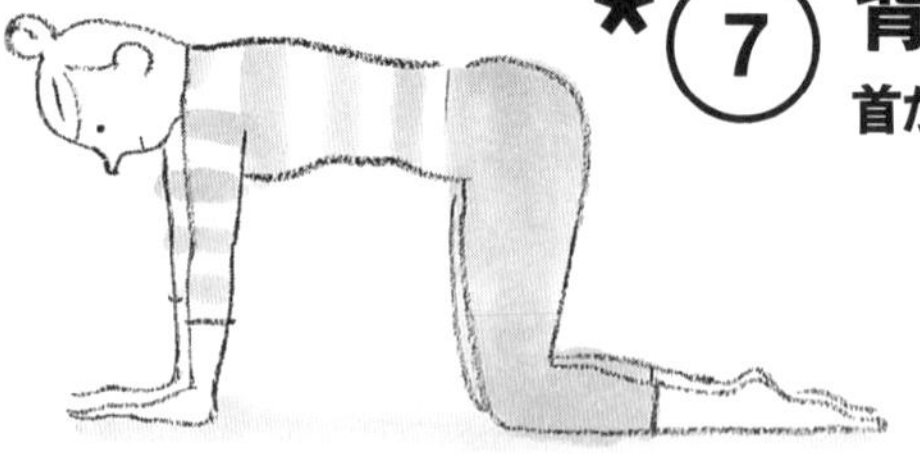

コの字型の姿勢からヨガでいう猫のポーズをとる。息を吐きながら手で床を押し、背骨を拡げるように上に押しあげアーチ状にする。顔はおヘソを見るように。ゆっくりと戻す（3〜5回）

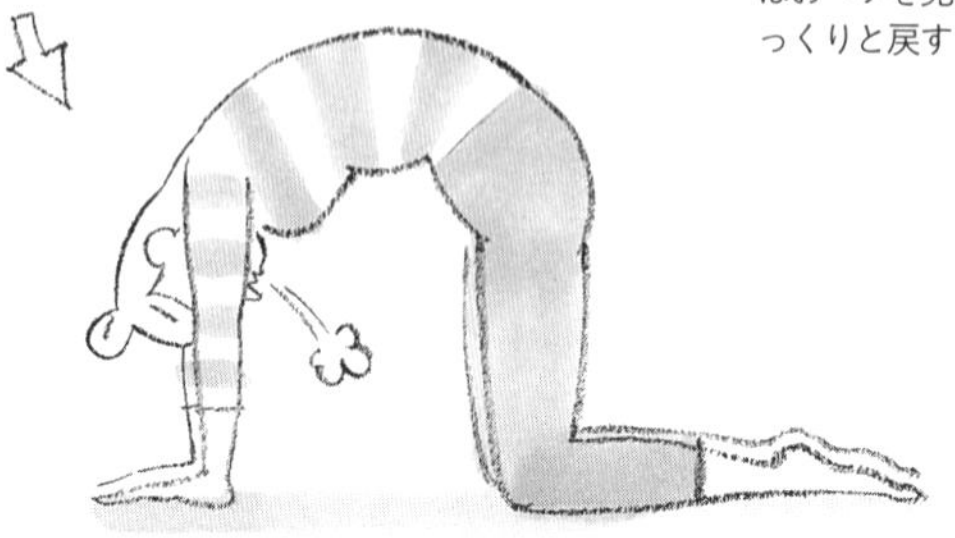

## ＊⑧ 脊柱起立筋

### 脊柱起立筋の強化で美しい姿勢を

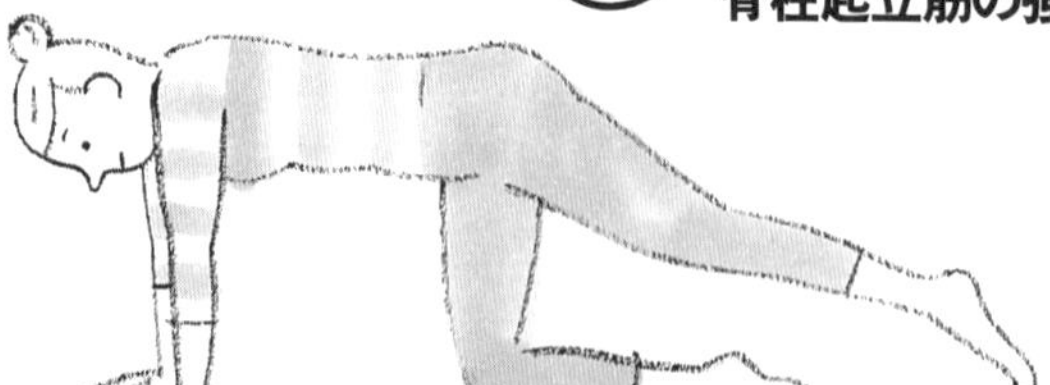

⑦のスタートの姿勢から左足と右手を床から離して伸ばす。片側に重心がかからないようにバランスをとりながら10秒静止。反対側の手足も同様に（各2、3回）

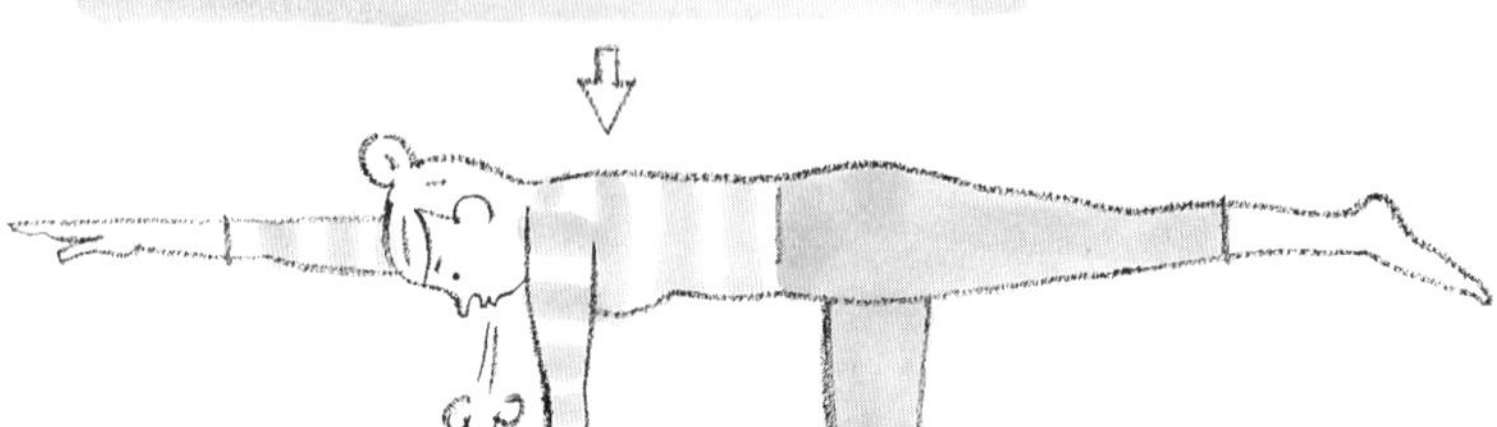

# ⑨ おしり

## おしりをひきしめ、位置を高く

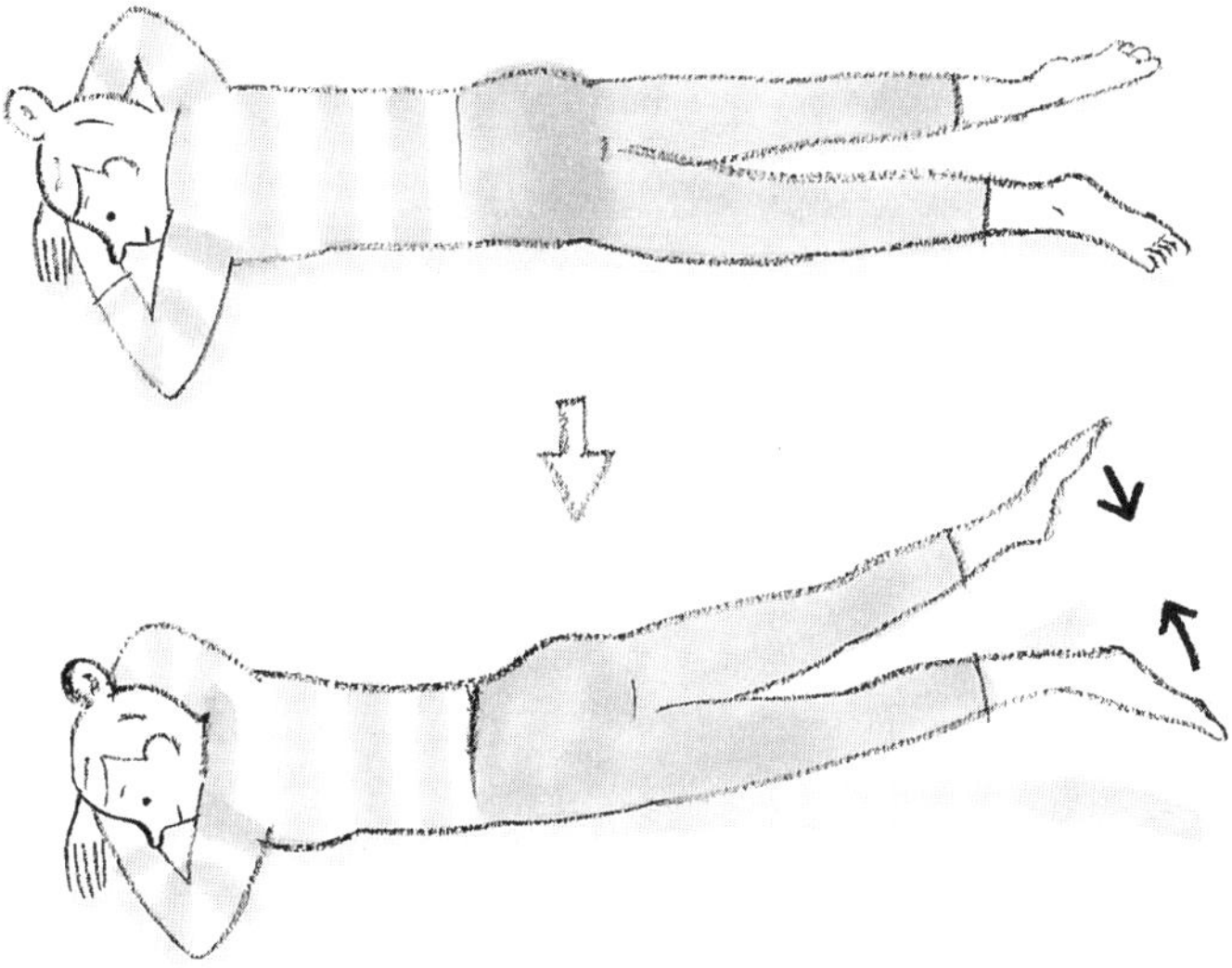

うつ伏せになり息を吐きながら足をあげる。高くあげるより遠くへ伸ばすように、つま先まで伸ばして左右に開いたり、閉じたり（20回位）
左手と右足、右手と左足というように反対側の手と足をまっすぐに伸ばし、床からあげる。息を吐きながら交互に10回位。足をあまり高くあげると腰に負担がかかるので高くあげすぎないように

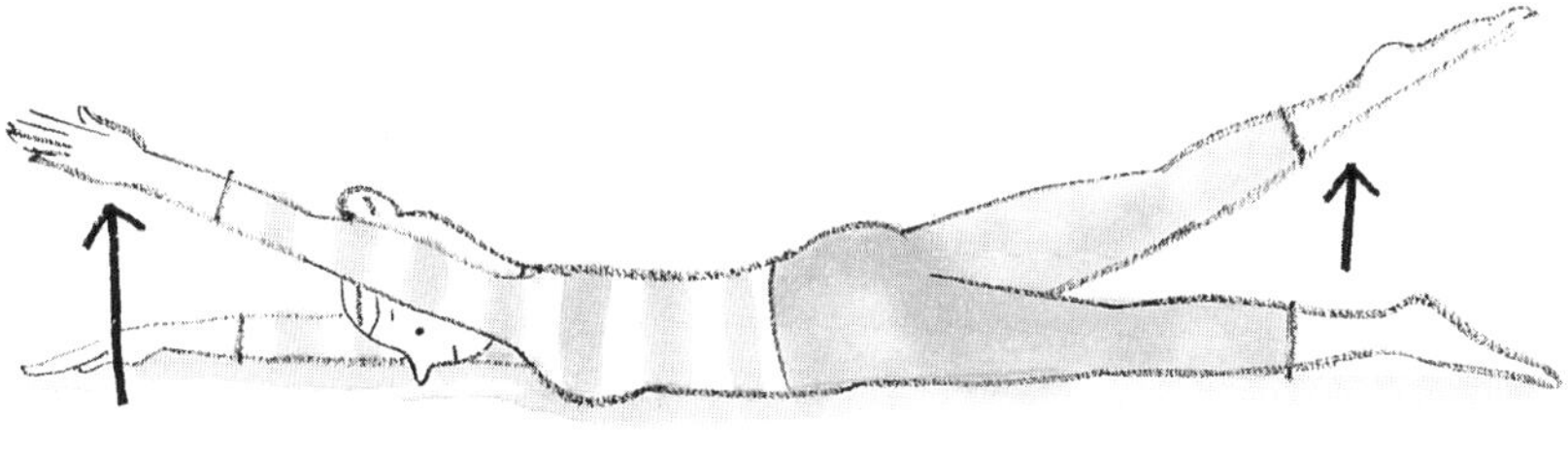

## ⑩ ももうしろ（ハムストリング）

### 背骨を強化し肩から背中を美しく

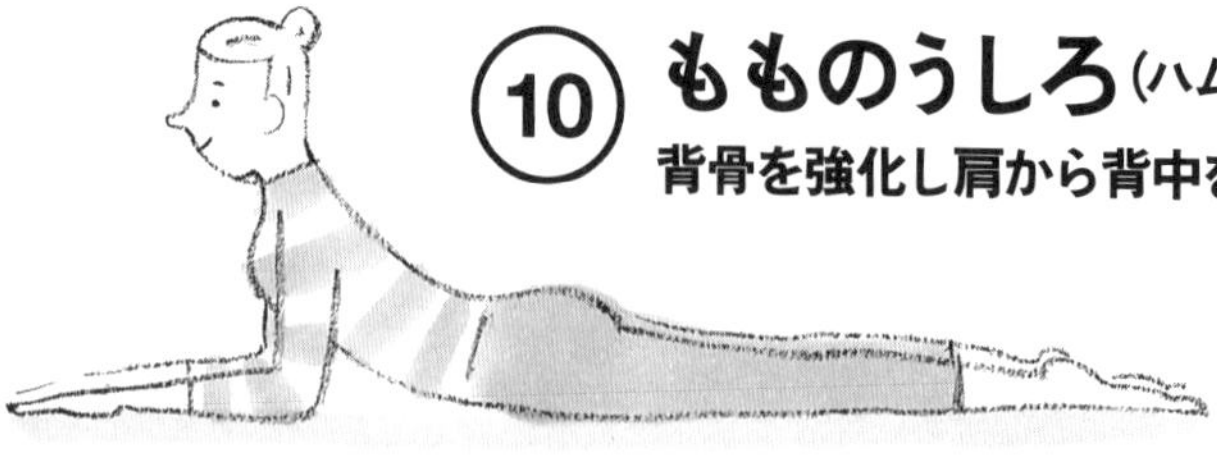

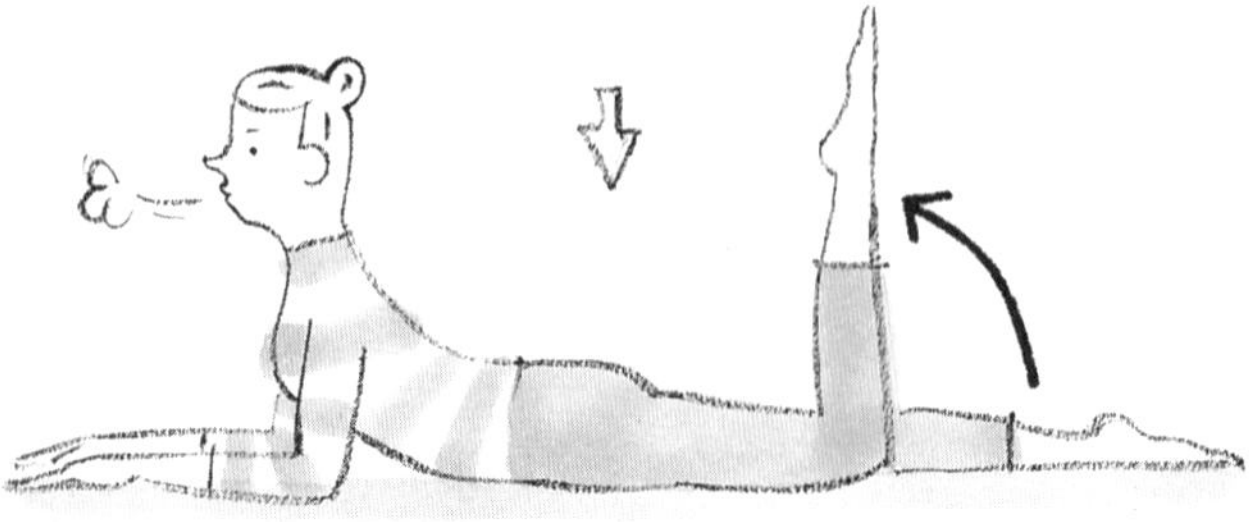

うつ伏せから肘で床を押すように上半身を起こし、左右の足をそろえ、頭は上に首を伸ばし、両肩は下げる基本姿勢から、息を吐きながら左足から交互に膝を垂直にまげる（10回程）

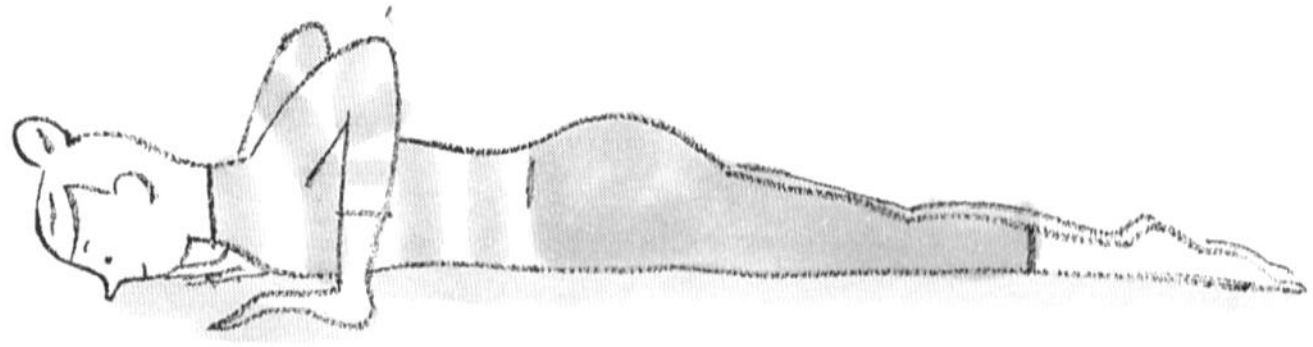

## *⑪ 上半身

### 上半身をひきしめる

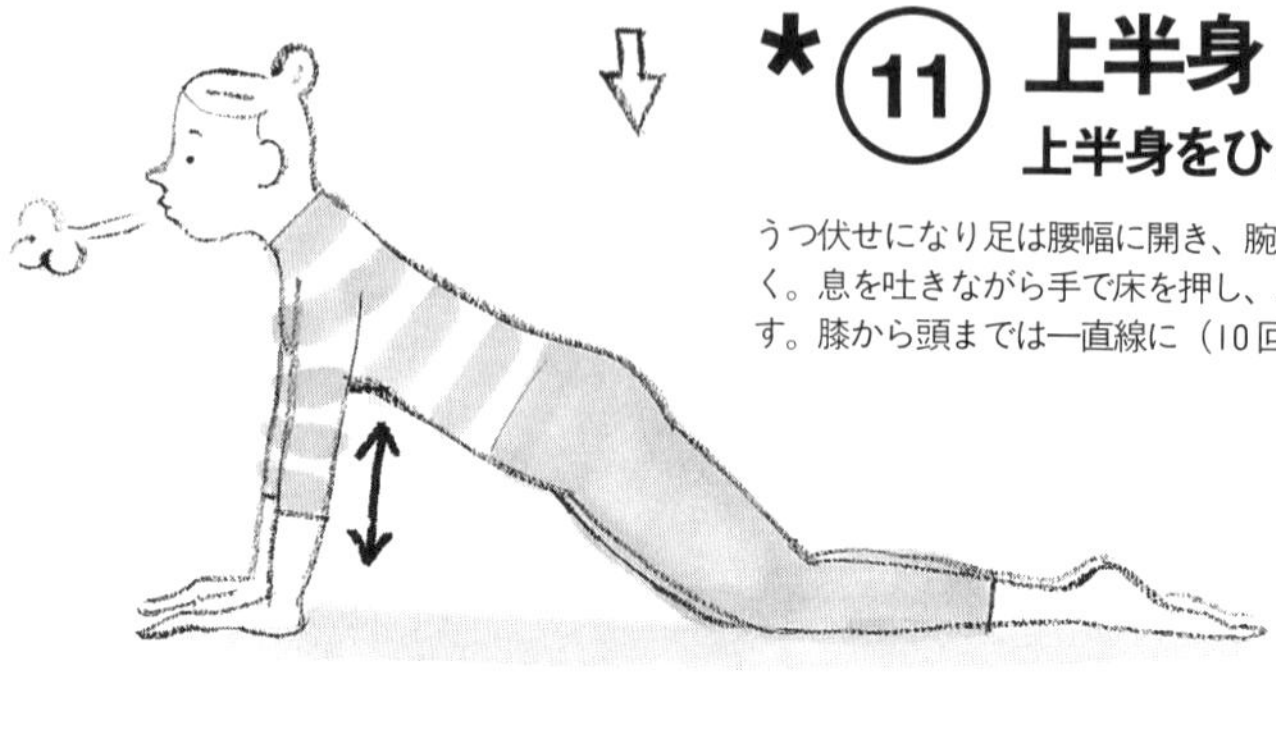

うつ伏せになり足は腰幅に開き、腕は胸の横につく。息を吐きながら手で床を押し、上半身を起こす。膝から頭までは一直線に（10回程）

## ＊⑫ ももの内側（内転筋）
### ももをひきしめ正しい姿勢に

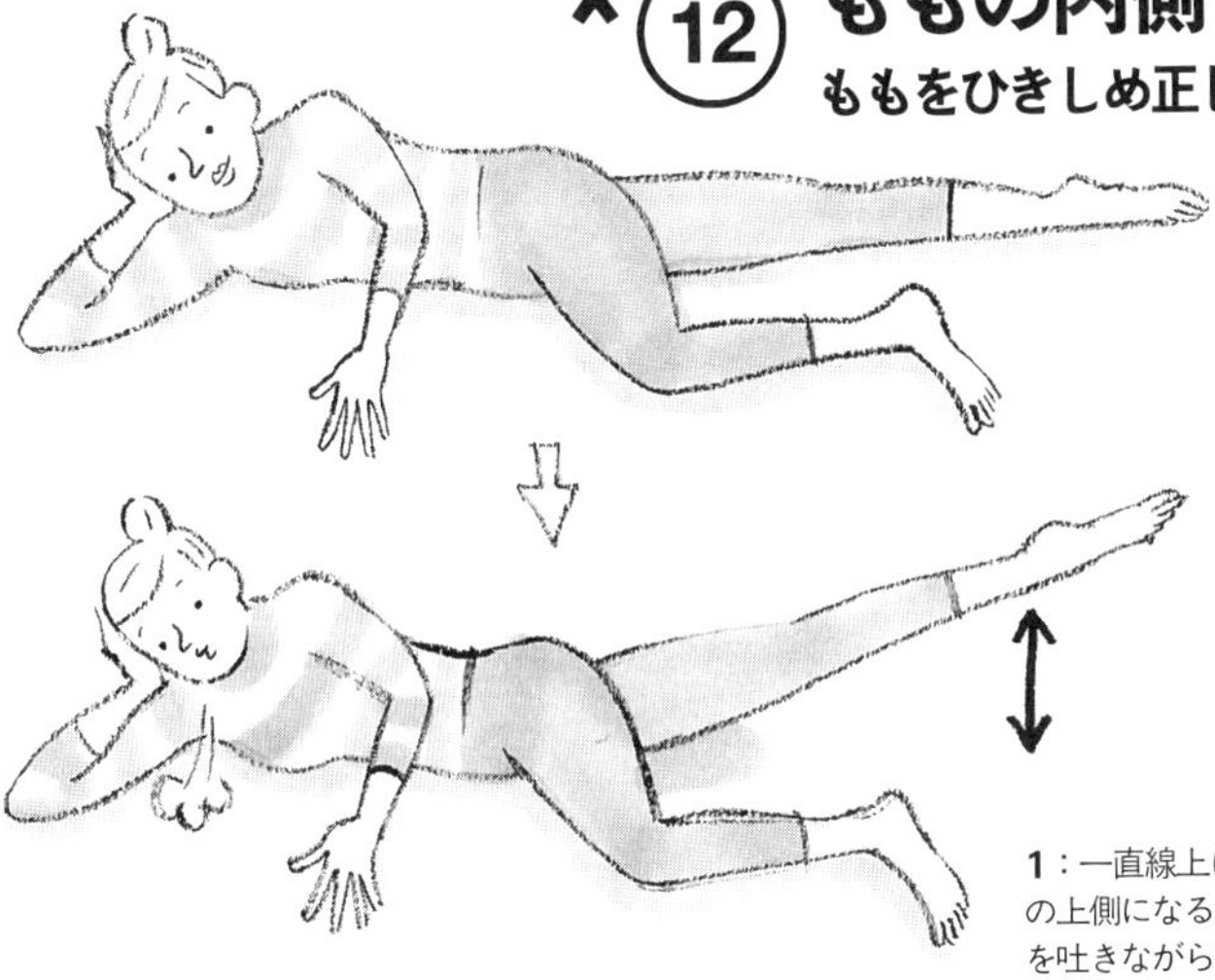

1

1：一直線上に横たわり体の上側になる足を前へ。息を吐きながら下側になる足をあげおろす。上半身や腰がグラつかないようにコントロールして行う（左右各10回程）

2

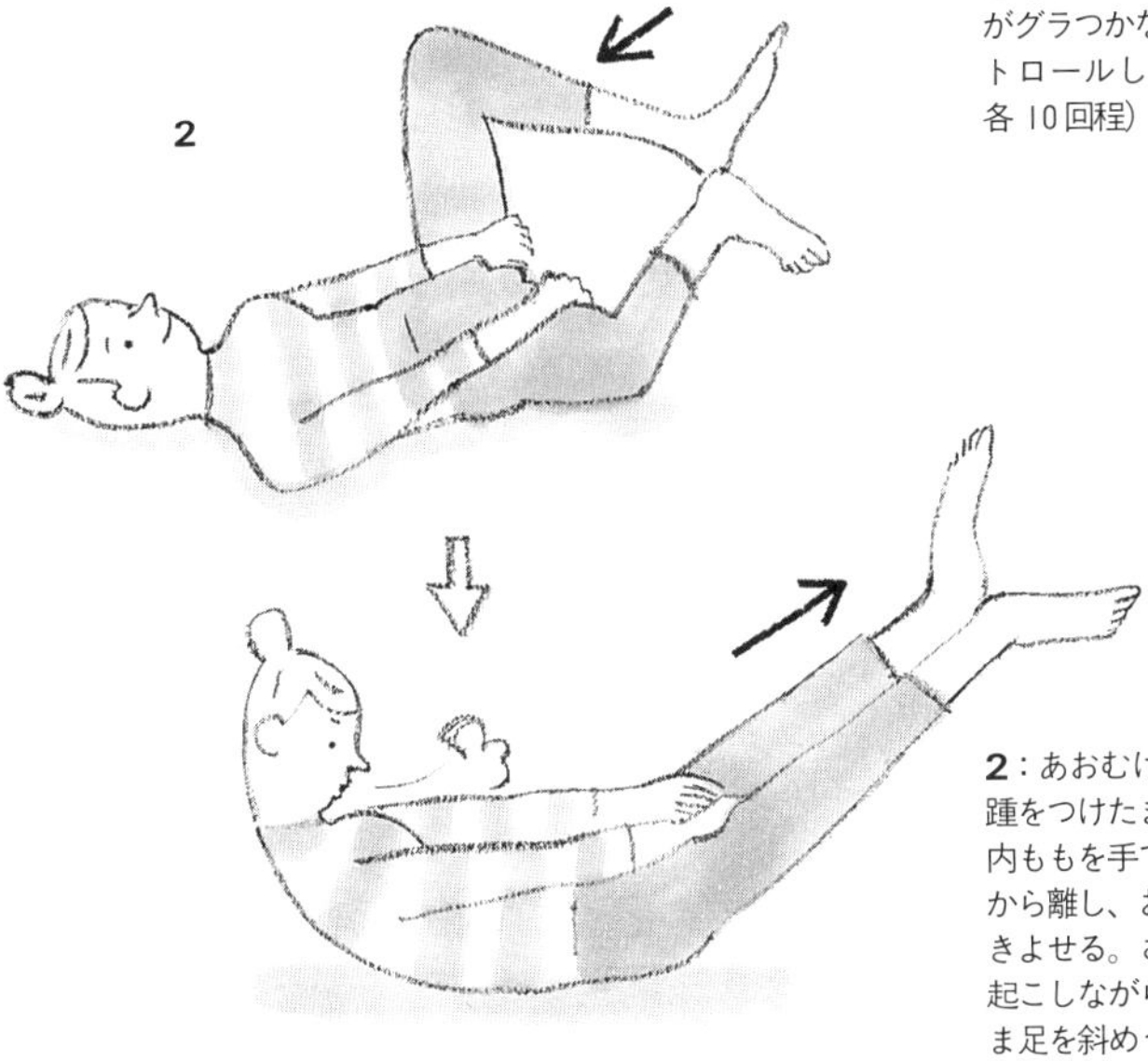

2：あおむけになり左右の踵をつけたまま両膝をまげ、内ももを手でかかえ足を床から離し、お腹のほうへひきよせる。さらに上半身を起こしながら踵はつけたまま足を斜めうえに伸ばす。息を吐きながら行う（10回程）

## ＊⑬ ももの外側（外転筋）
### ももをひきしめ正しい姿勢に

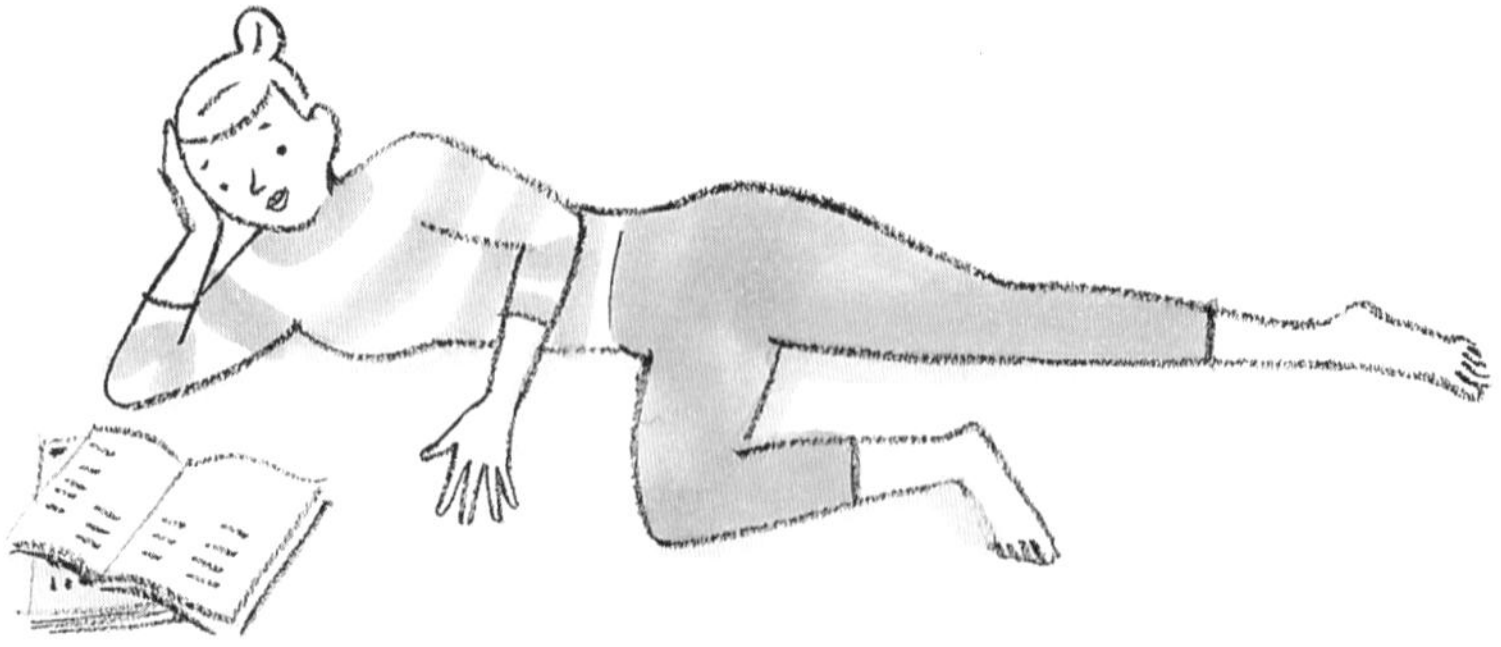

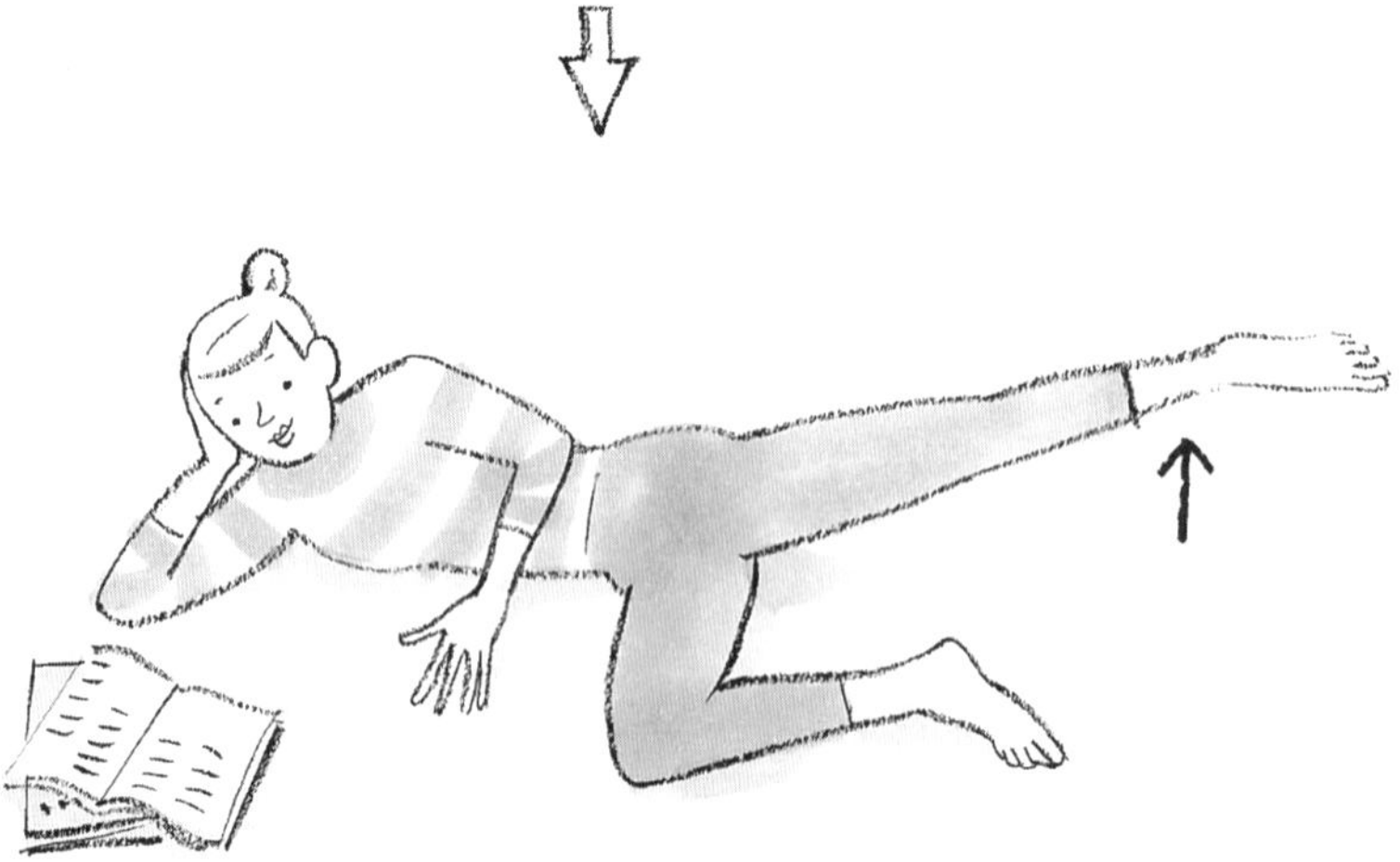

一直線上に横たわり体の下側になる足を前へ。
息を吐きながら上側になる足をあげおろす。
⑫の１と同じ要領で行うが前に出す足とあげる足が逆になる（左右10回程）

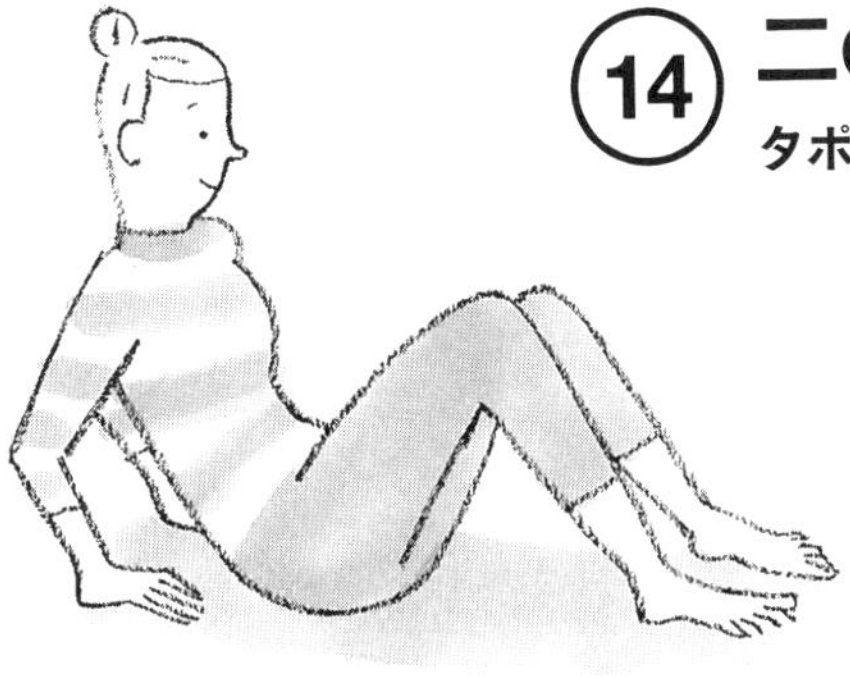

# ⑭ 二の腕（上腕三頭筋）
## タポタポした腕をひきしめる

手、おしり、足を床につけ、息を吸いながら肘をまげ、次に息を吐きながら肘を伸ばし床からおしりを持ちあげる（10回程）さらに余裕があれば肘を伸ばしおしりを持ちあげるときに、左足を床と並行になるように膝を伸ばす（左右交互に10回）

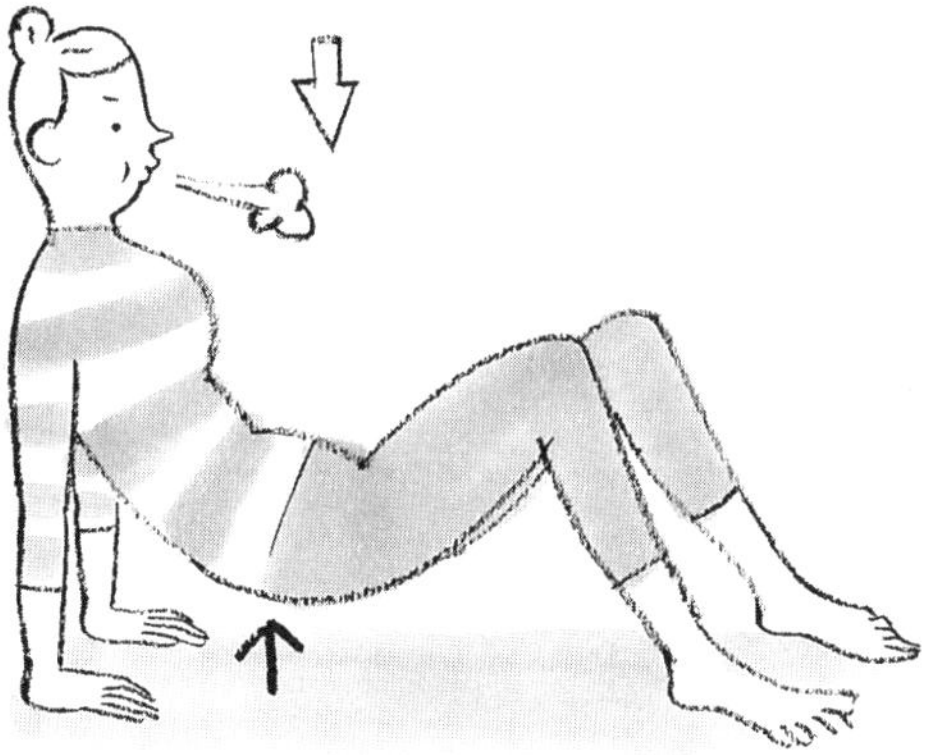

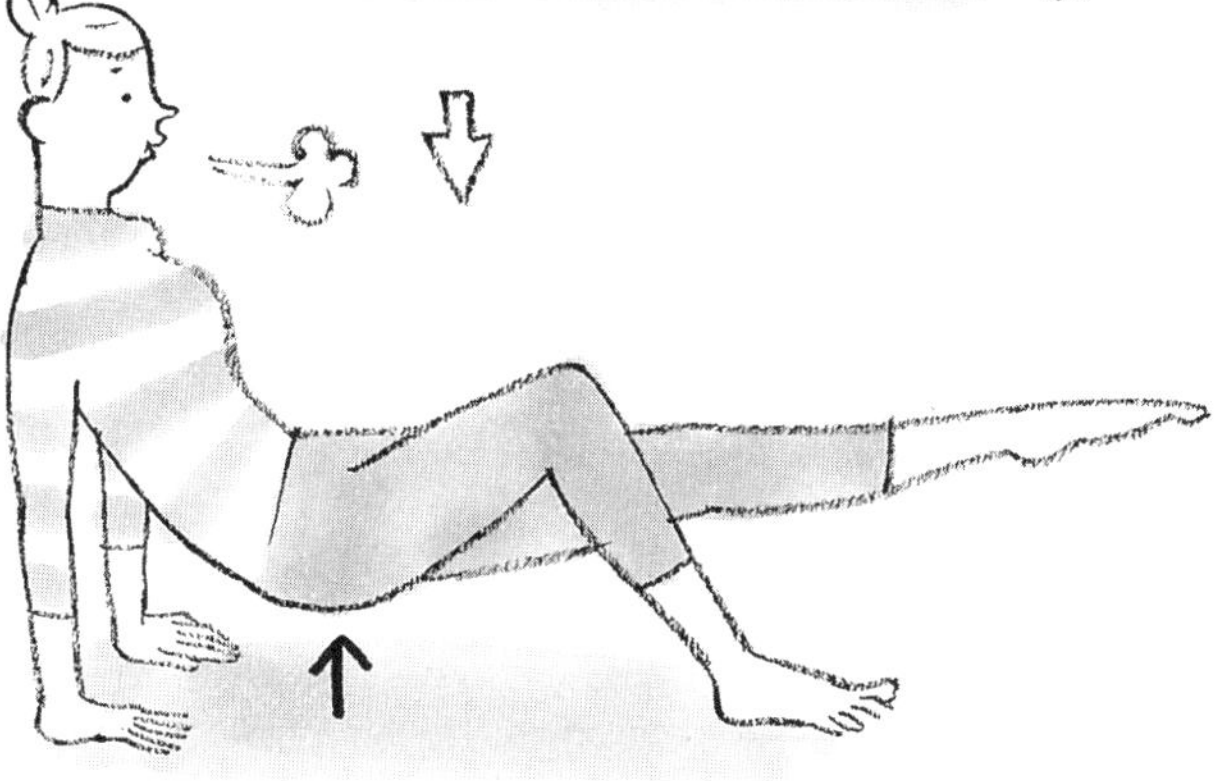

# ⑮ ももの前側
## ハーフスクワット（大腿四頭筋の強化）

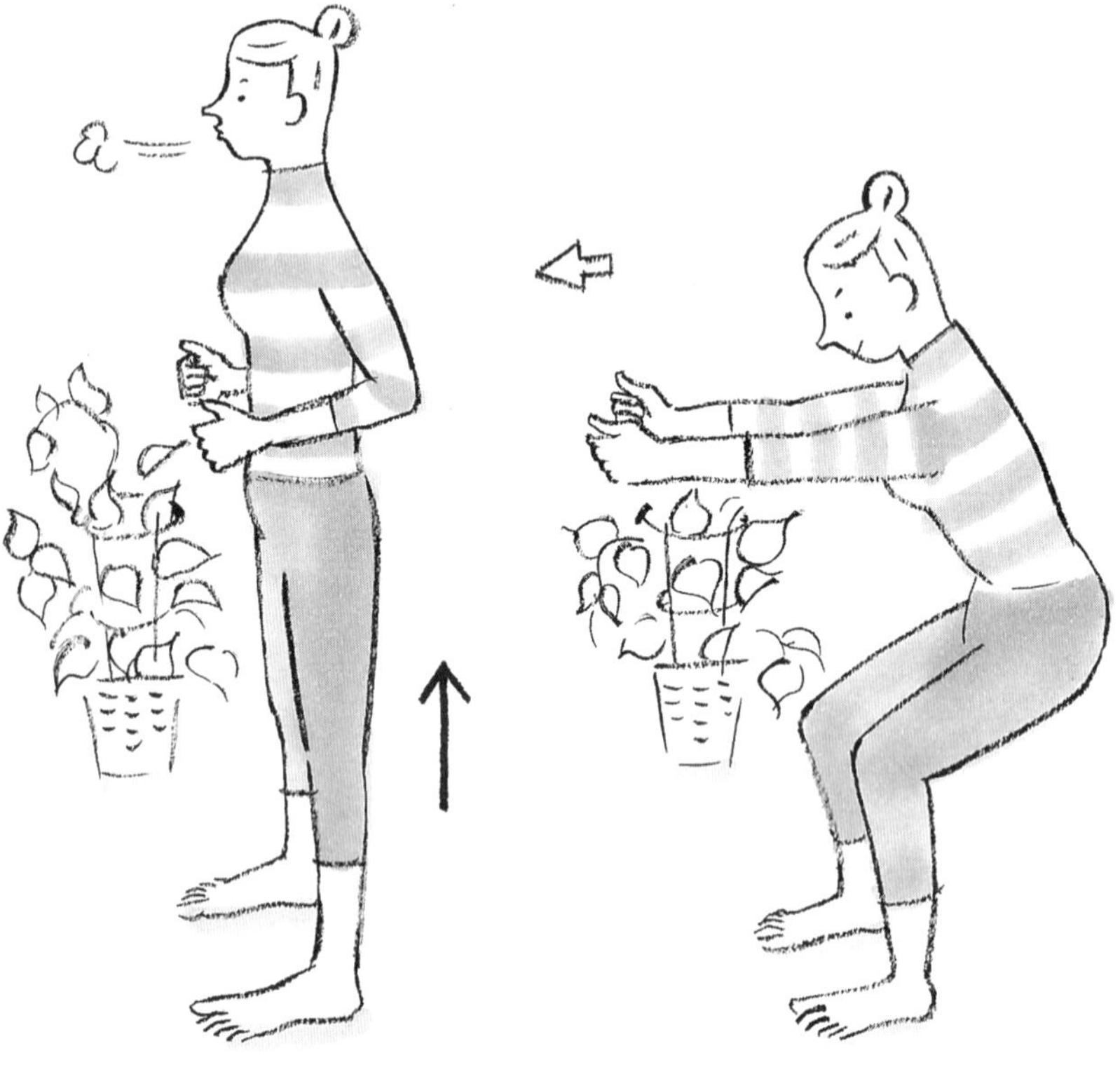

足を肩幅位に開いて、まっすぐ立つ。息を吸いながら膝をまげて腰を落とし、息を吐きながらももの前側の筋肉を意識してもとの姿勢に戻る。膝がつま先より前に出ないよう、背中がまるくならないように注意して行う（10回程）

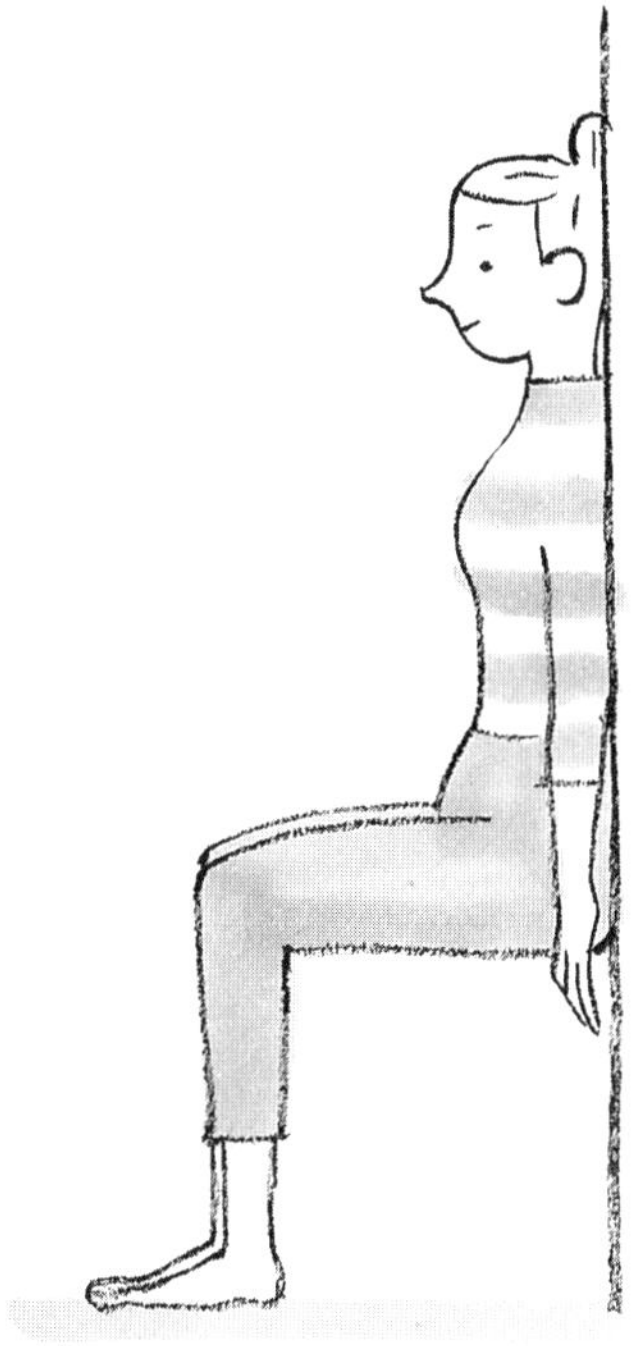

余裕ができてきたら両手を後頭部に添えて前頁の動きを行う。フォームや基本姿勢がくずれないように注意する（10回程）

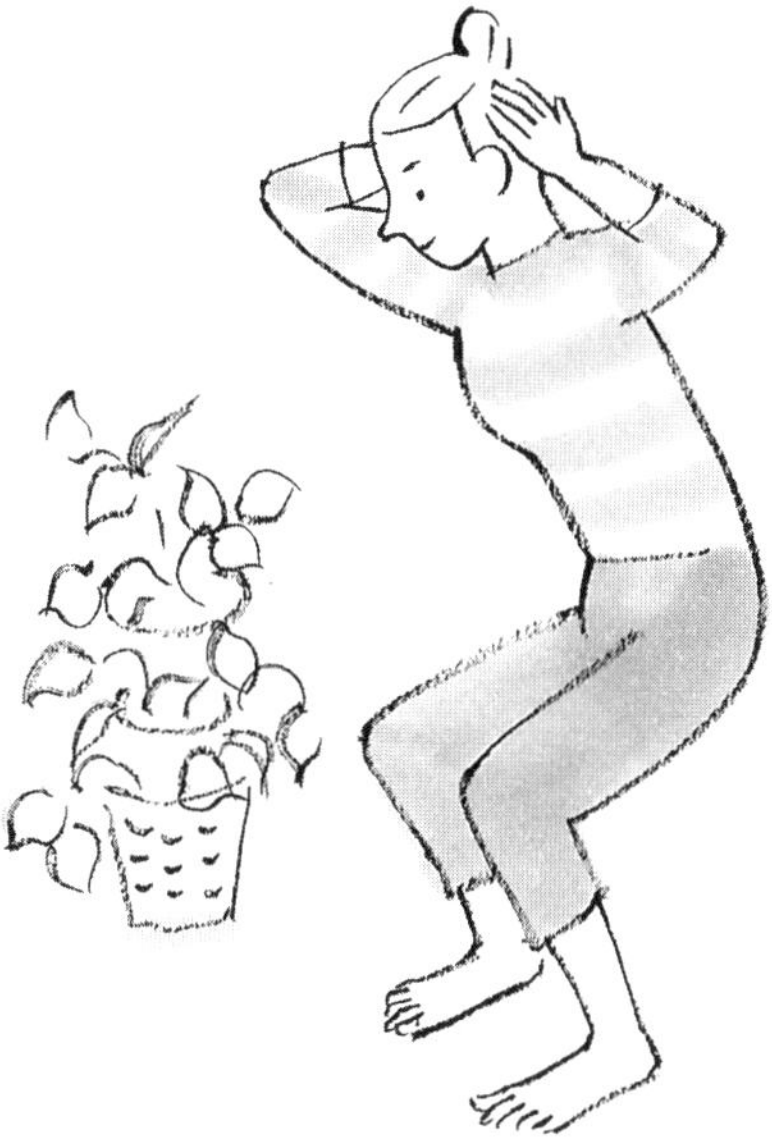

背中を押すようにピッタリと壁につけ、膝をまげて10秒程そのままで立つ（2、3回）

# ⑯ 足首

## ヒラメ筋の強化、足首を細く強く

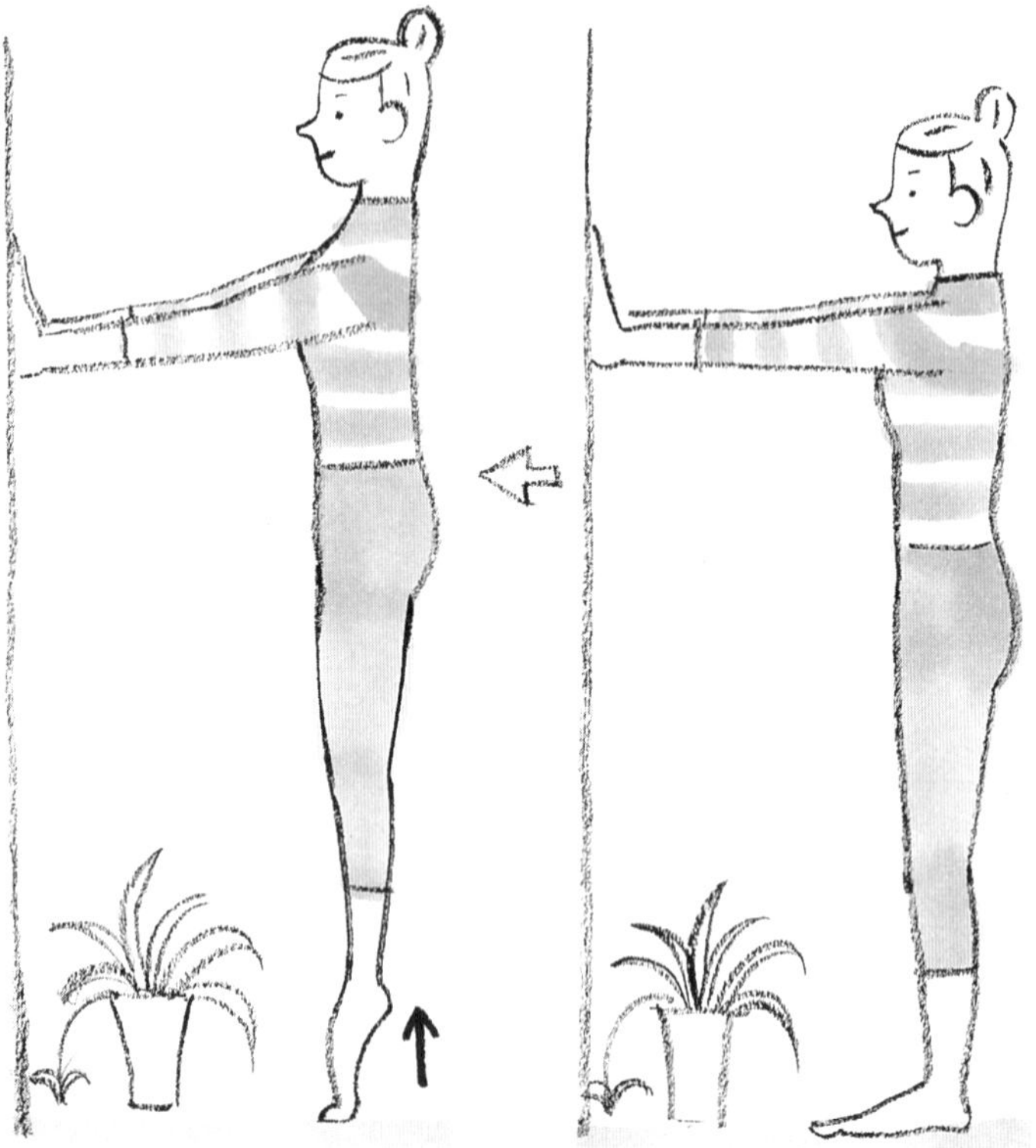

左右の足をそろえ壁や椅子につかまり息を吸いながら踵をあげる。足首だけあげるのではなく頭から上にもちあげる意識で行い、指のつけ根で床を押すようにしっかりと立つ。もとに戻るときは息を吐きながらさらに身長が伸びていく意識で行う（10回程）

## ⑰ ふくらはぎ
### 腓腹筋のストレッチ、足をすっきりと

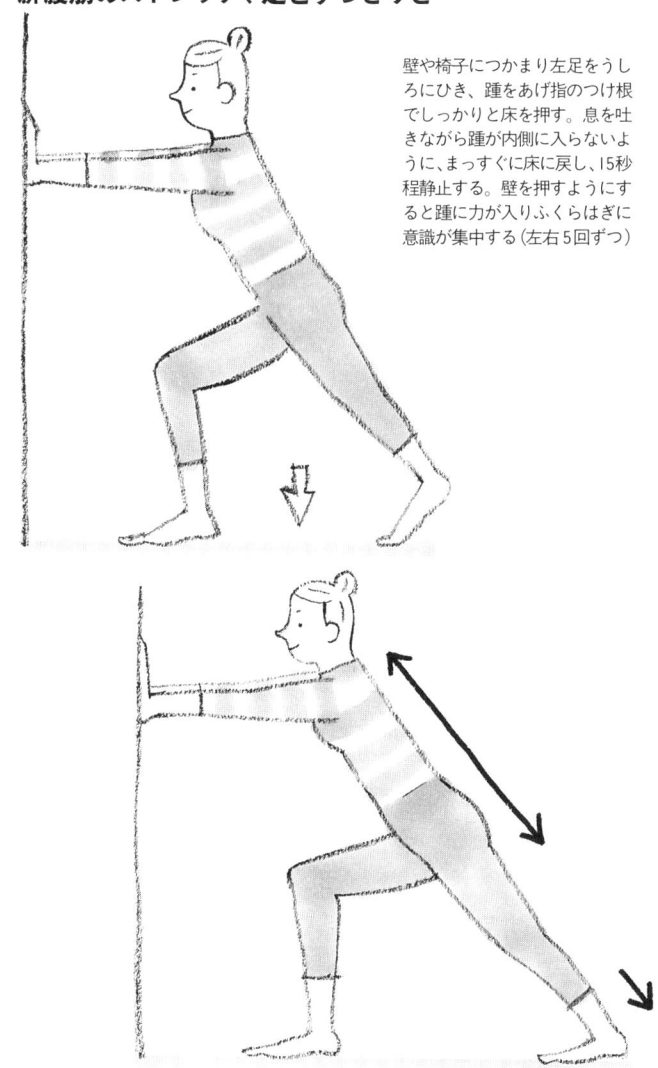

壁や椅子につかまり左足をうしろにひき、踵をあげ指のつけ根でしっかりと床を押す。息を吐きながら踵が内側に入らないように、まっすぐに床に戻し、15秒程静止する。壁を押すようにすると踵に力が入りふくらはぎに意識が集中する（左右5回ずつ）

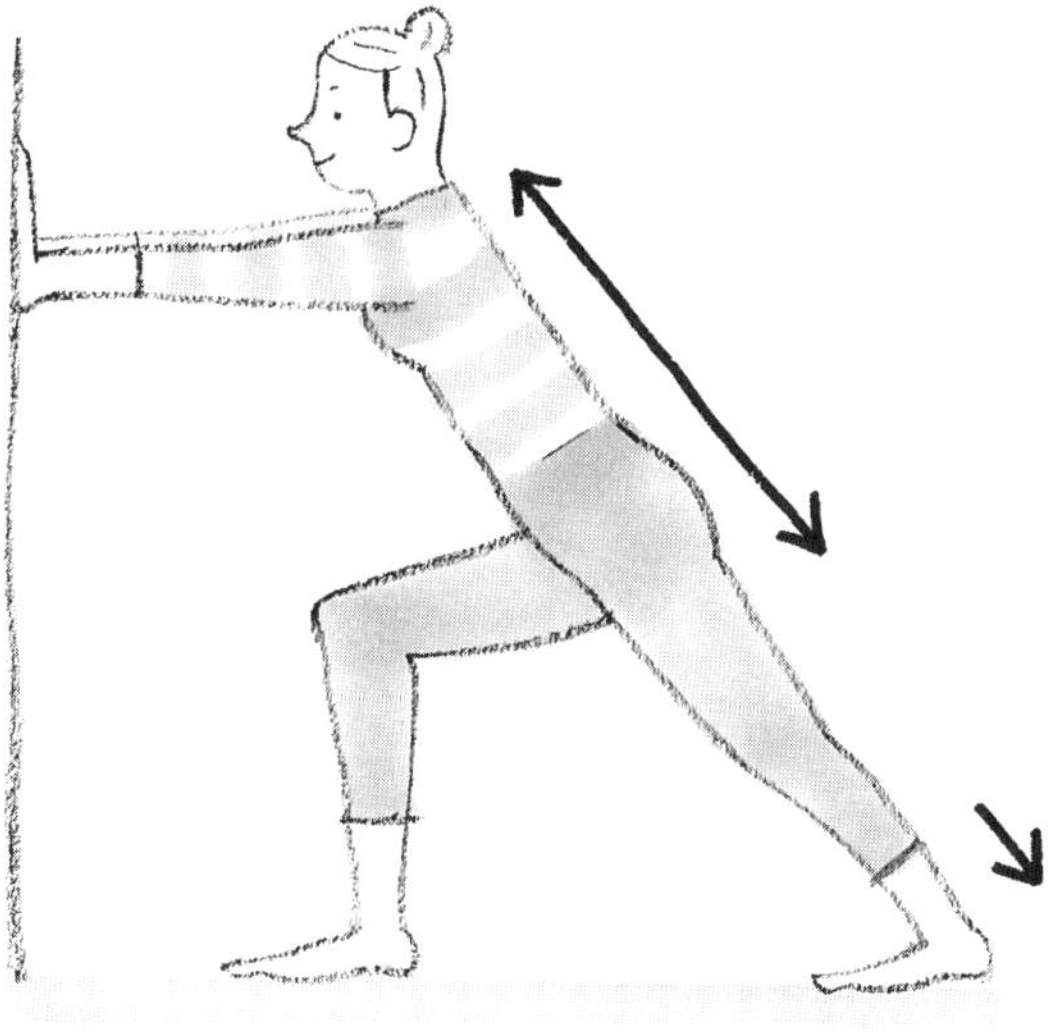

# 糖尿病などの生活習慣病とストレングス・エクササイズ

生活習慣病のなかでも糖尿病が増えつづけています。糖尿病を予防するには規則正しい生活と規則正しい食事、そして適度の運動は欠かすことができません。さあ、今からでもストレングス・エクササイズを始めましょう。

## 1 血糖値

食事でとった炭水化物はブドウ糖に消化されたのちに吸収され、血液中に送られる。こうして血液中のブドウ糖量（血糖値）があがると、膵臓からインシュリンというホルモンが分泌されて、ブドウ糖は今度は筋肉や肝臓にとりこまれ、グリコーゲンとなって蓄えられる。血糖値が下がると、肝臓のグリコーゲンが分解され、つねに一定に保たれるしくみになっている。

## 2 糖尿病は恐い病気

肥満や老化などによって組織のインシュリンに対する感受性が不十分になると、血糖値が高いままという状態になる。これが糖尿病。糖尿病は尿に糖が出るだけでなく、動脈硬化を促進して心筋梗塞や脳梗塞などを引き起こしたり、末梢動脈が侵され足に壊疽《えそ》を生じたりする。また網膜血管の出血および閉塞、網膜剝離を招き視力低下、失明することもある。その他、腎機能が失われ尿毒症、下肢を侵す末梢多発神経障害、知覚鈍麻、知覚異常、ときに激痛を伴い両側の膝蓋腱反射が消失したりする恐い病気である。

## 3 糖尿病の型

糖尿病には大きく分けて1型「インシュリン依存型（IDDM）」と2型「インシュリン非依存型（NIDDM）」の二つがある。運動不足からくる肥満など、生活習慣と関連が深いのは2型の糖尿病である。食事と運動療法によって肥満を解消することがもっとも重要となる。

## 4 エネルギー源

グリコーゲンは動物のほとんどの細胞にみられる多糖で、肝臓、筋肉にとくに多く、ブドウ糖の貯蔵形と考えられる。血液中のブドウ糖の上昇は運動で下げることができる。身体を動かすことで、筋肉中のグリコーゲンがエネルギー源として使われ、それらを補給するためにブドウ糖を筋肉に取り込む働きが活発になるから。

## 5 筋力トレーニング

日頃、よく運動している人は運動していない人に比べ、少ない量のインシュリンで同じ効果が得られる。つまり運動している人は、血糖値が上がらないようにする働きに余裕があるということ。それだけ糖尿病にかかりにくいと言える。糖尿病予防に筋力トレーニングを勧めるのは、糖分を消費する骨格筋量を増やすためである。

## 6 運動で血糖値をコントロール

運動と血糖値のコントロール――糖尿病患者の血糖値をコントロールしたり心臓血管系の病気を予防するためにも食事療法や薬物療法のほかに運動療法が勧められている。糖尿病の症状が軽い場合は、血糖値をコントロールするうえで有酸素性のエアロビクス運動（ウォーキング、ジョギング、エアロビック・ダンス、水泳など）の効果がもっとも高いとされている。

## 7 ケトアシドーシス

ただし、血糖値が十分にコントロールされていない状態での運動は悪影響。急激な高血糖や低血糖、ケトアシドーシスなどを与えるので注意が必要である。体内で糖分がエネルギー源として利用されず、代わりに脂肪が分解されると、ケトン体という物質が血液中に生じる。ケトン体が増えると血液が酸性になる。この状態をケトアシドーシスと呼ぶ。ケトアシドーシスが続くと、極端な場合、昏睡状態に陥る危険がある。

# 目的別レシピ

## 身体の悩みに応じた11項目の運動

基本レシピの運動を、朝の洗顔と同じように日々の生活に取り入れていけば、「良質の筋肉」をつくることができます。それによって、肥満は解消され、糖尿病などの生活習慣病を予防することもできるでしょう。しかし、それ以外でも筋力の衰えからくる身体の悩みを抱えている人は多いはずです。肩こりがひどいとか、ウエストのくびれがない、またはお腹が出てきたからシェイプアップしたいといったことから、通院しなければならないほどの腰痛や膝痛まで、トラブルの度合いはさまざまでしょう。ここでは、それらを予防し、あるいは症状を改善するための11項目の運動をご紹介します。基本レシピに加えて、「動くクスリ」と思ってやってみましょう。ただし、症状がかなり進んでいる人はお医者さんと相談しながら、無理なく、ゆっくりと始めてください。

## ① お腹をひきしめ、ポッコリお腹にサヨウナラ

1

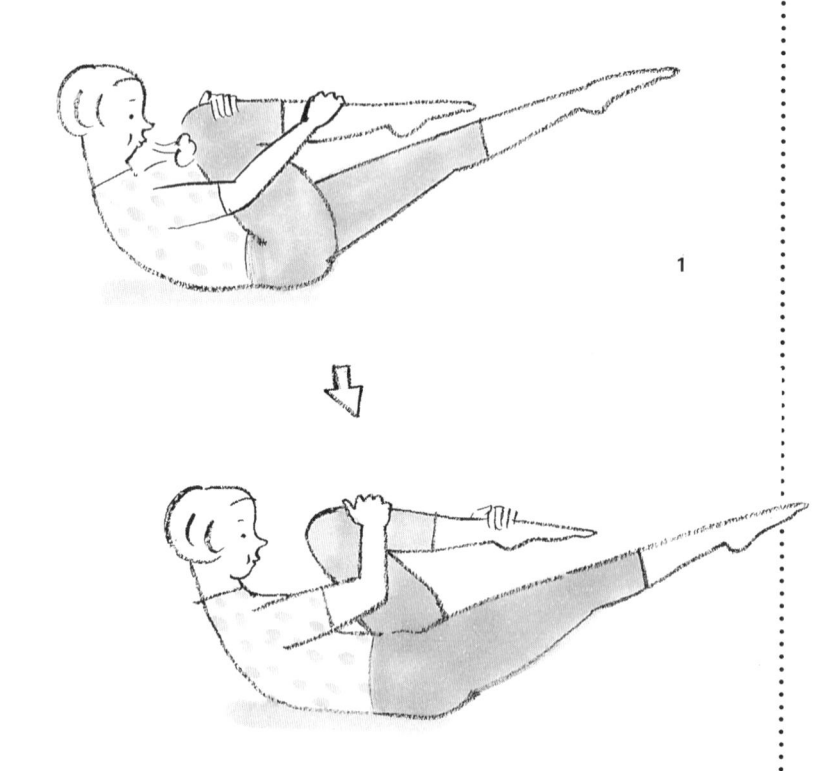

1：上半身を肩甲骨まで起こし両膝をかかえるところからスタートし、息を吐きながら左膝を前に伸ばす。手は右足を図のようにサポート。交互に10回行う

2

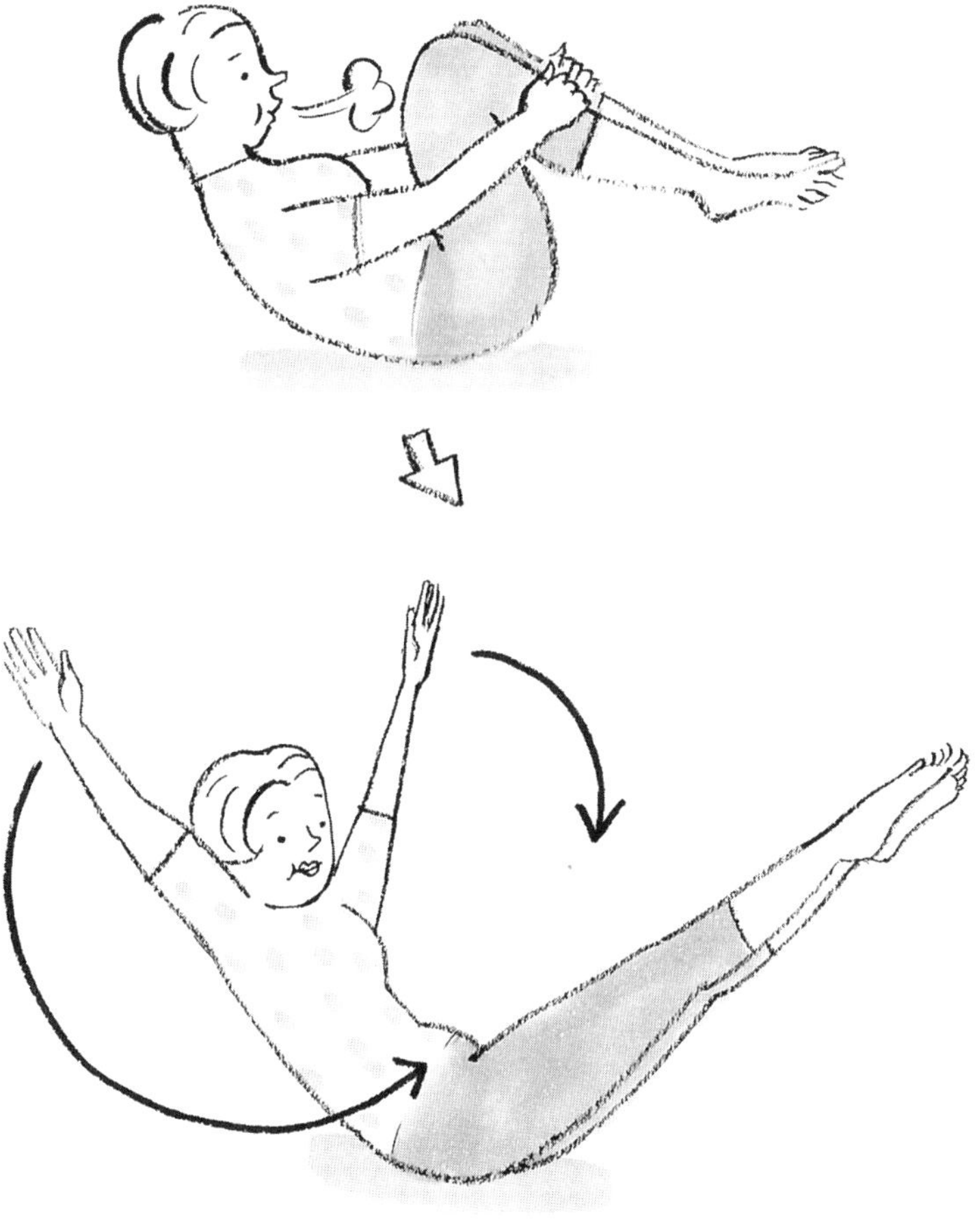

**2**：**1**と同じところからスタート。上体の位置はそのままで息を吸いながら左右の手と膝を伸ばす。息を吐きながら両手は外側に回してスタートの位置に戻る、をくりかえす（5回程）

## ② ずん胴ウエストをひきしめすっきりと

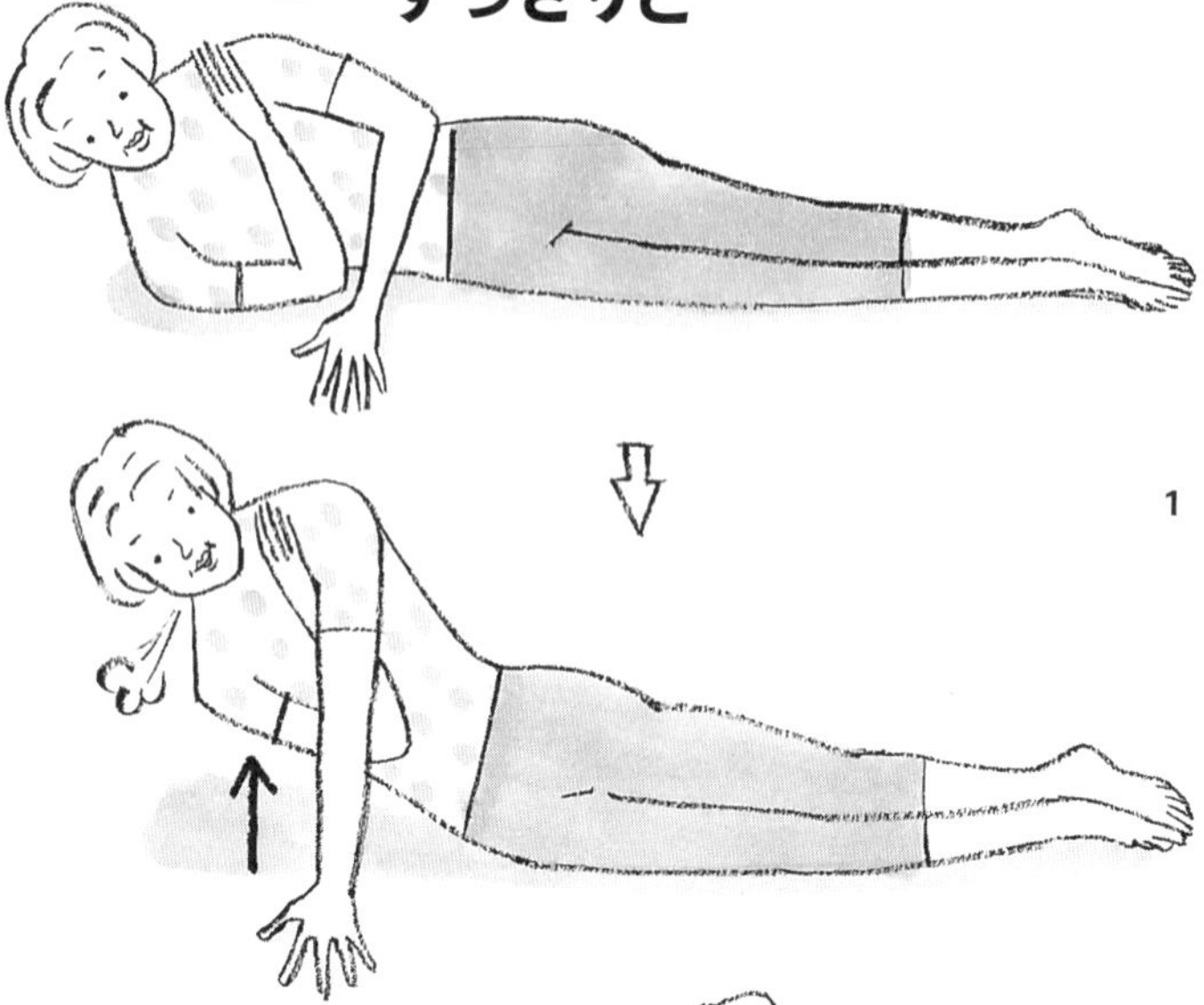

1

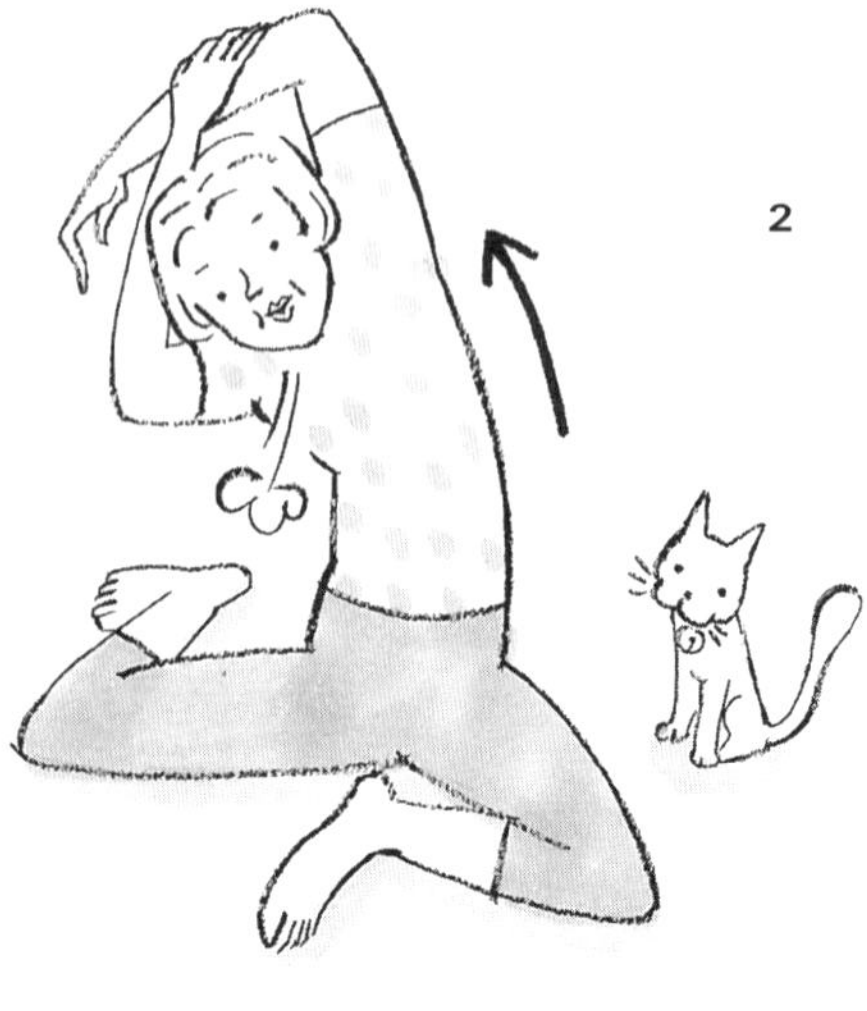

2

**1**：一直線上に横たわり体の下になる手は反対側の肩にあて上側の手で体をささえる。息を吐きながら手で床を押すように上半身を起こし 10秒静止。体の向きを変え同様に。ま横になっている姿勢がくずれないように足をしっかりと床につけバランスをとるように注意（2、3回ずつ）

**2**：膝をまげて座り重心は左のおしりに、右のおしりは浮かせ気味に。左手を頭の上でまげ右手は左の肘をサポートし、ゆっくりと息を吸う。背すじをまっすぐにし、息を吐きながら上体を右側にたおしていき 20秒静止（左右 2、3セット）

## ③ バストアップ
### 上半身をひきしめゆたかな胸に

**1**：腕と足に均等に体重をかけ、背中がまっすぐになるようにお腹をひきしめ、四つんばいの基本姿勢になる。息を吸いながら腕をまげ息を吐きながら床を押すようにもとに戻す（10回）

**2**：さらに進んで膝から下を床から離し足首を交差させた姿勢からスタートする。膝、お腹、頭の先まで1本の軸が通っているようにまっすぐに保つ。息を吸いながら肘をまげ、吐きながら上体をもとに戻す。基本姿勢をくずさないように気をつける（5〜10回）

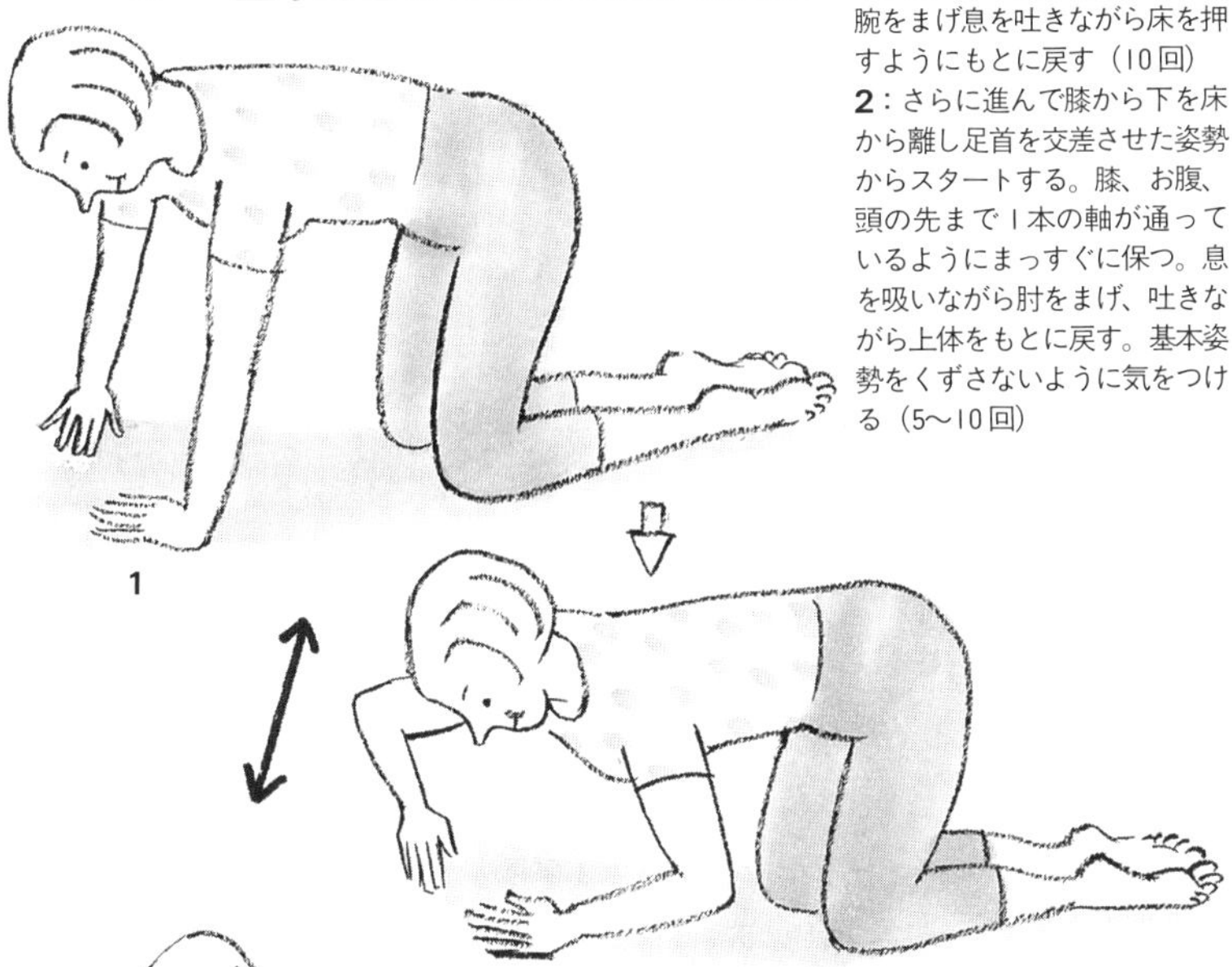


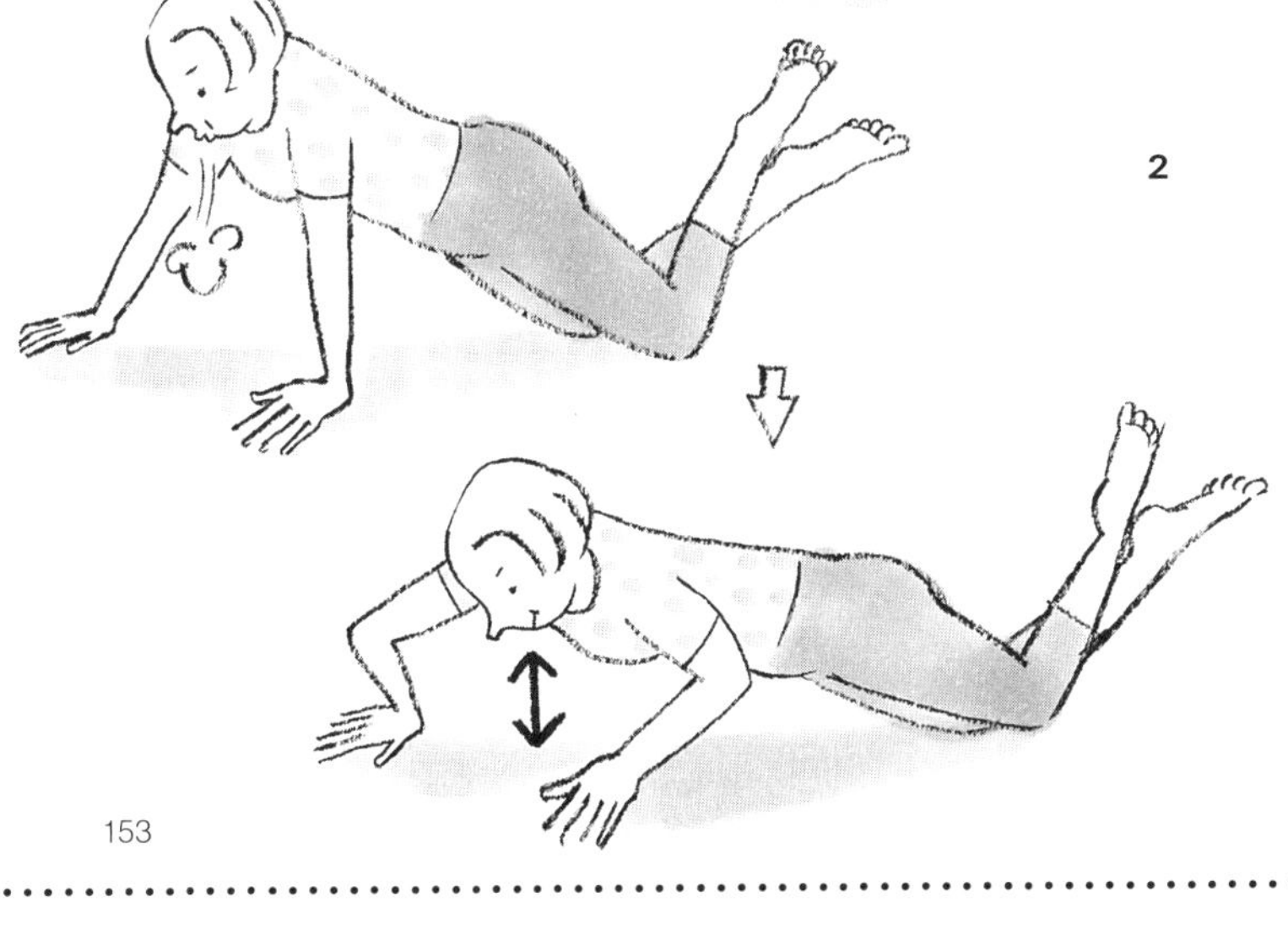

## ④ ヒップアップ
### ウエストとヒップのラインを美しく

1

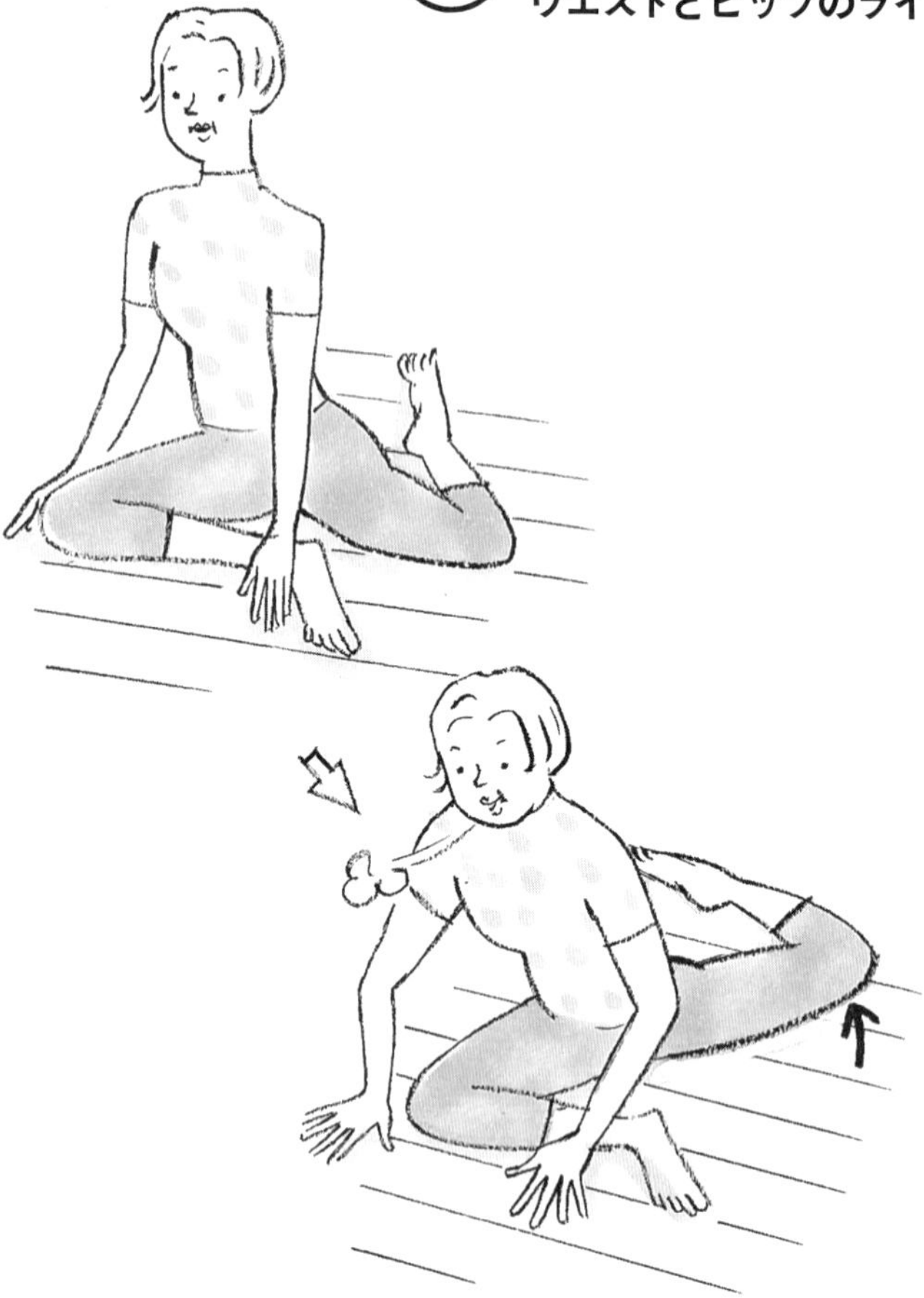

**1**：足をまげて座り重心は右のおしりにかけ、背すじをまっすぐに両手は床に。さらに重心を右足にかける感じで上半身を前にたおし、左足を床から離す。おしりの筋肉に意識を集中させ、10〜15秒程静止（2〜3セット）

**2**

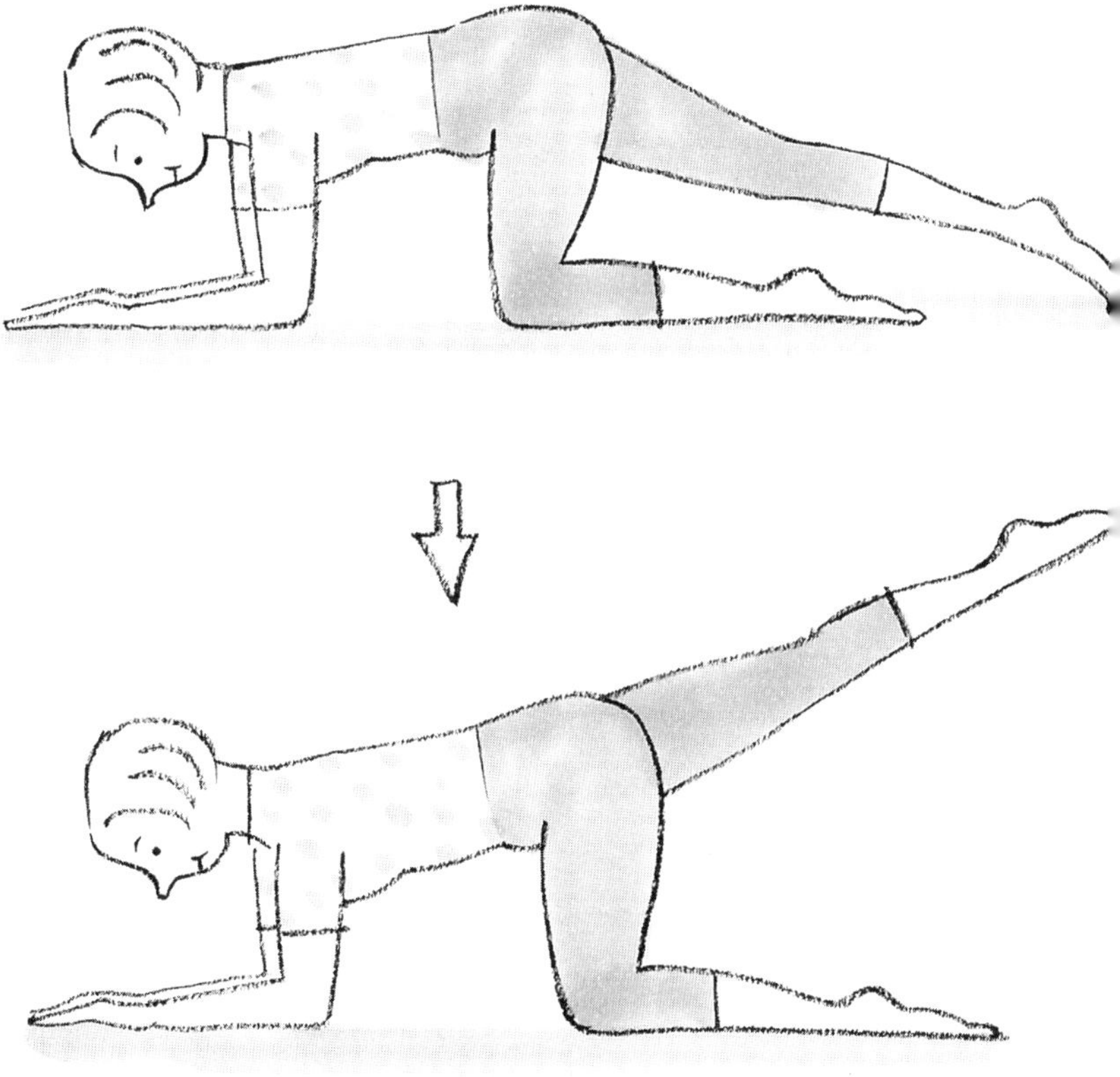

**2**：肘を床につけた基本姿勢をつくり腰が落ちないようにお腹をひきしめる。右足を伸ばす。バランスをくずさぬように注意し、息を吐きながら伸ばした右足を腰より少し高い位置まであげる。頭、背中、腰、足が一直線になるように（左右各 10回ずつ 2〜3 セット）

## ⑤ 姿勢をよくする
### 姿勢が悪いとせっかくの美人も魅力半減

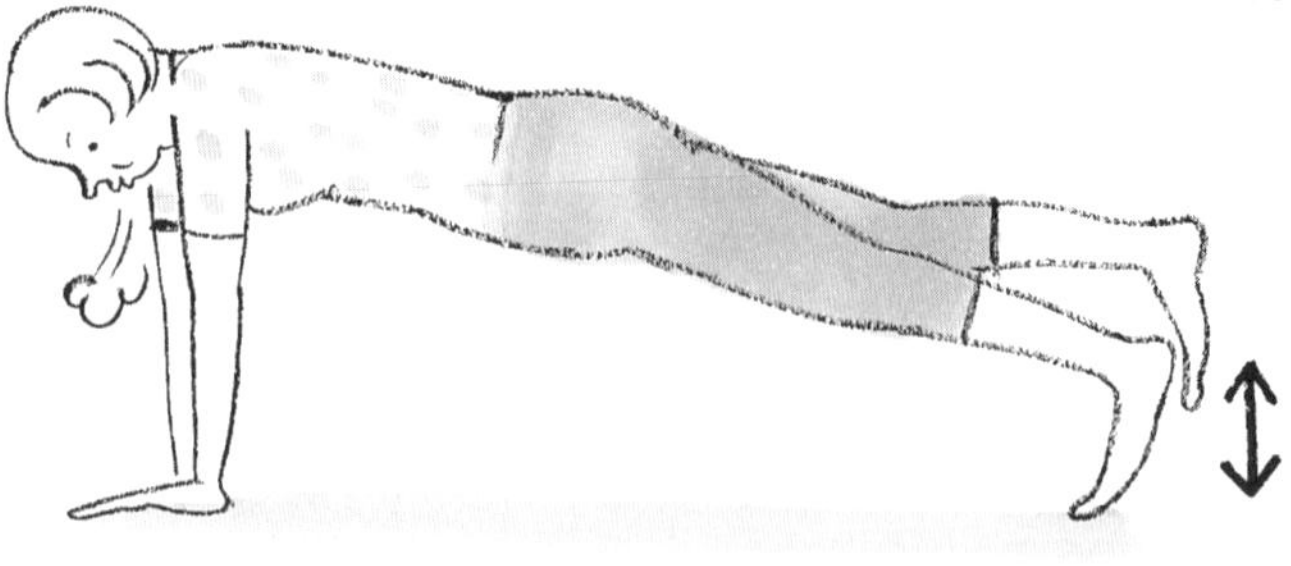

1

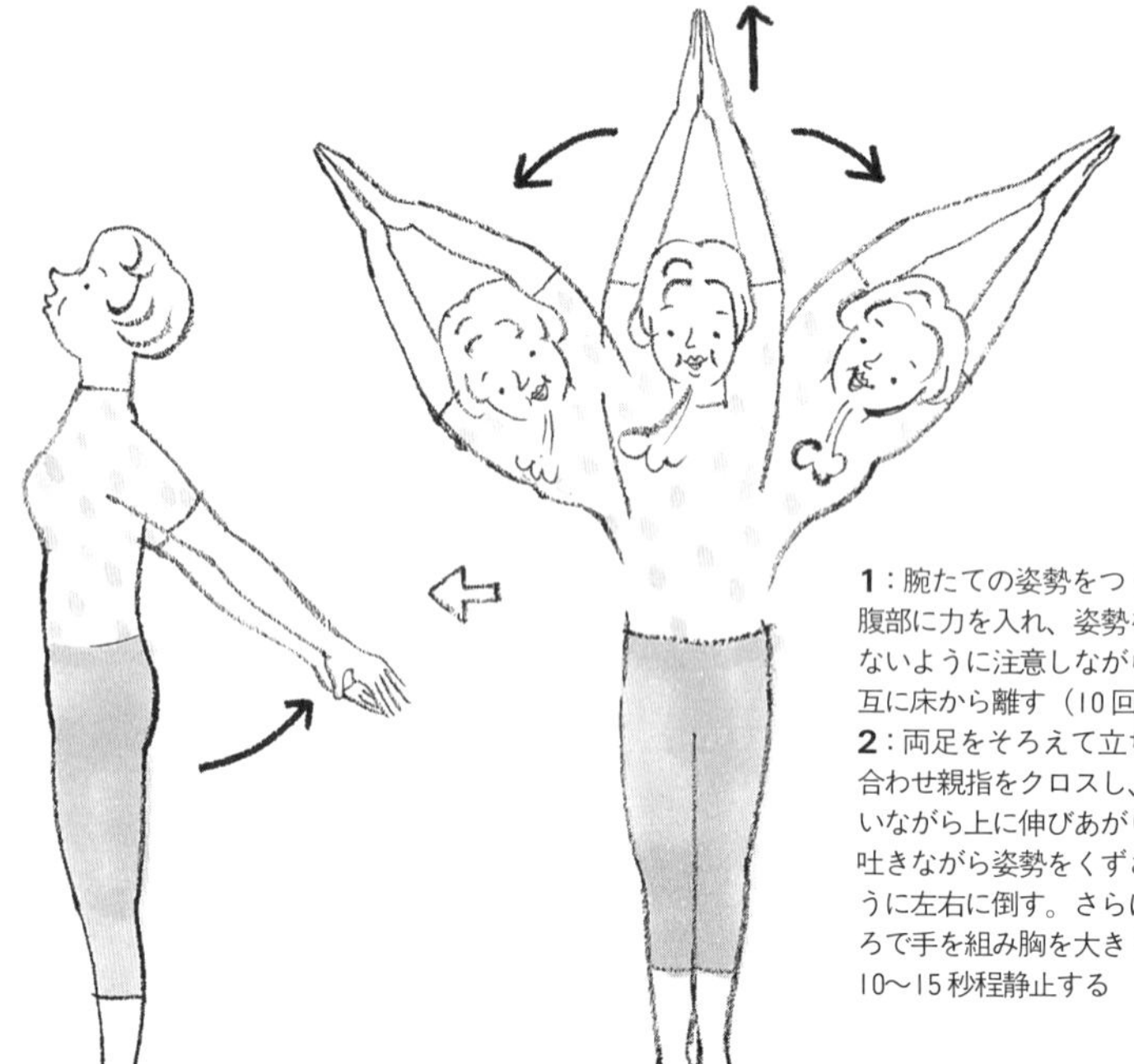

2

**1**：腕たての姿勢をつくり、下腹部に力を入れ、姿勢をくずさないように注意しながら足を交互に床から離す（10回）
**2**：両足をそろえて立ち、手を合わせ親指をクロスし、息を吸いながら上に伸びあがり、息を吐きながら姿勢をくずさないように左右に倒す。さらに、うしろで手を組み胸を大きく開き、10〜15秒程静止する

# ⑥ 肩こり防止
## 筋肉をリラックスさせる

**1**：あぐらをかいて座り、肩甲骨をさわるくらいまで息を吐きながら両腕をクロスさせる。次にうしろで手を組み、胸を開くように背中を緊張させ、手をうしろにひき、15〜20 秒程静止

**2**：右手を左へ回し左手で右の肘を伸ばすようにクロスさせ、息を吐きながら首を左右に倒す。各10〜15秒程静止

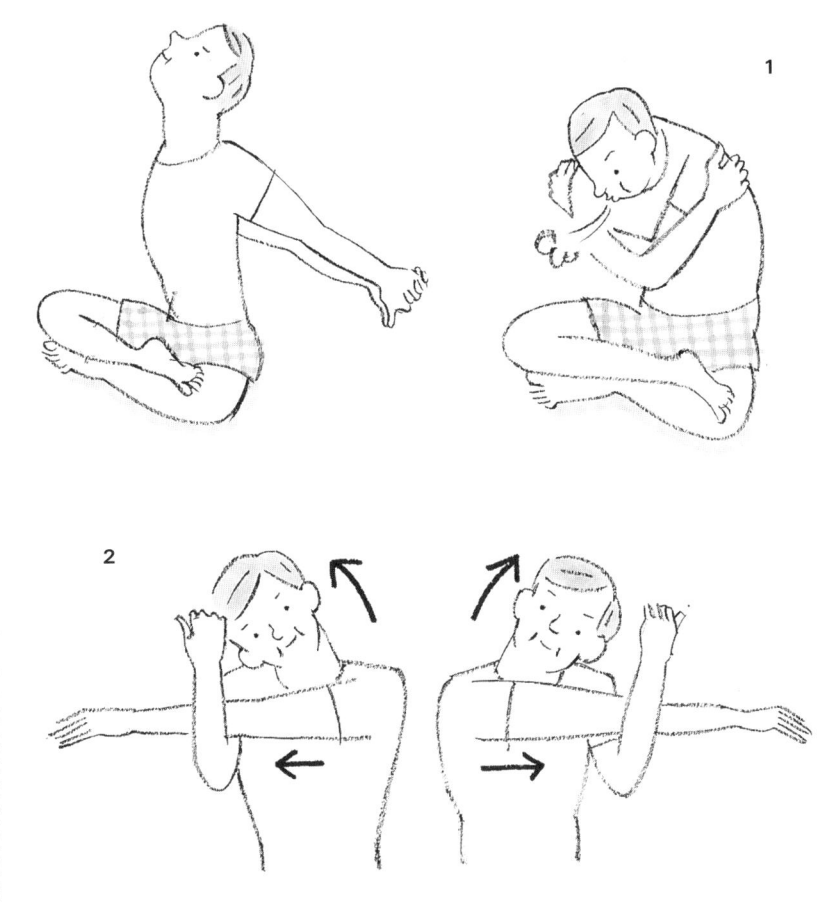

1

2

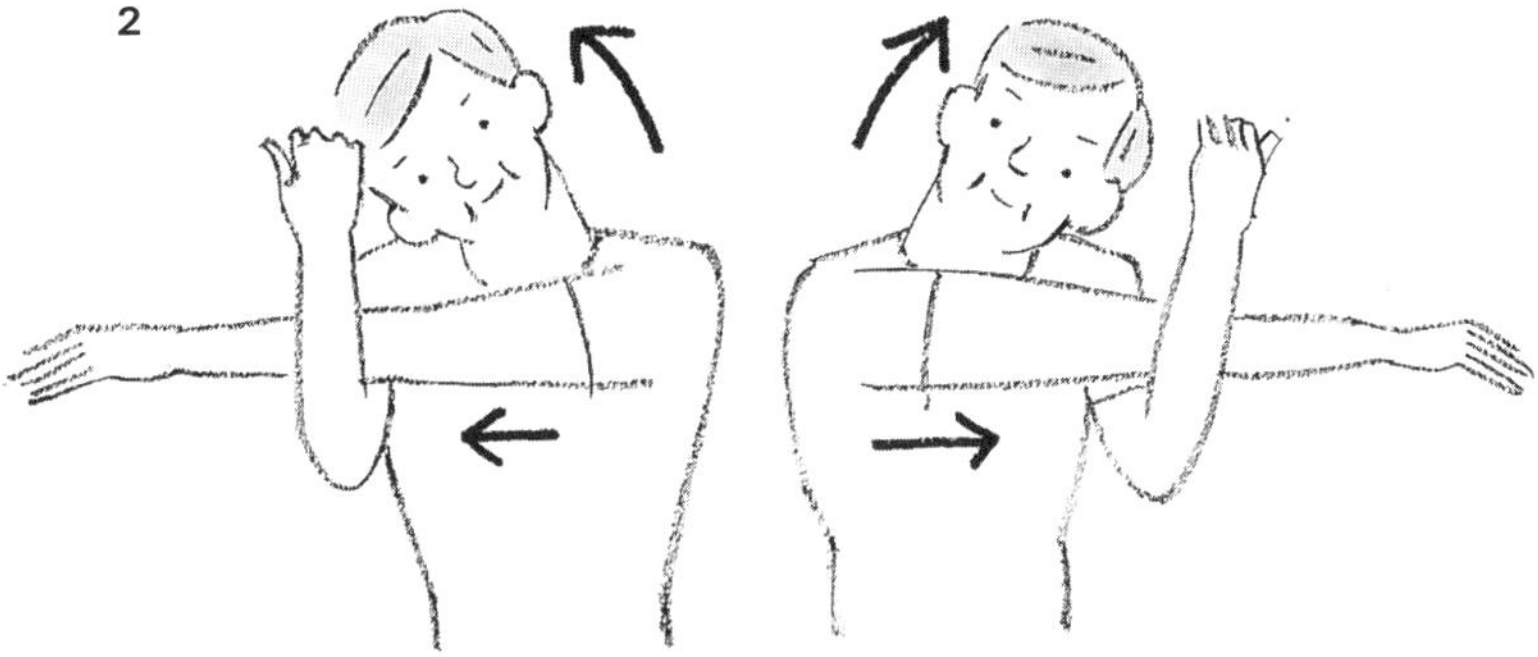

3

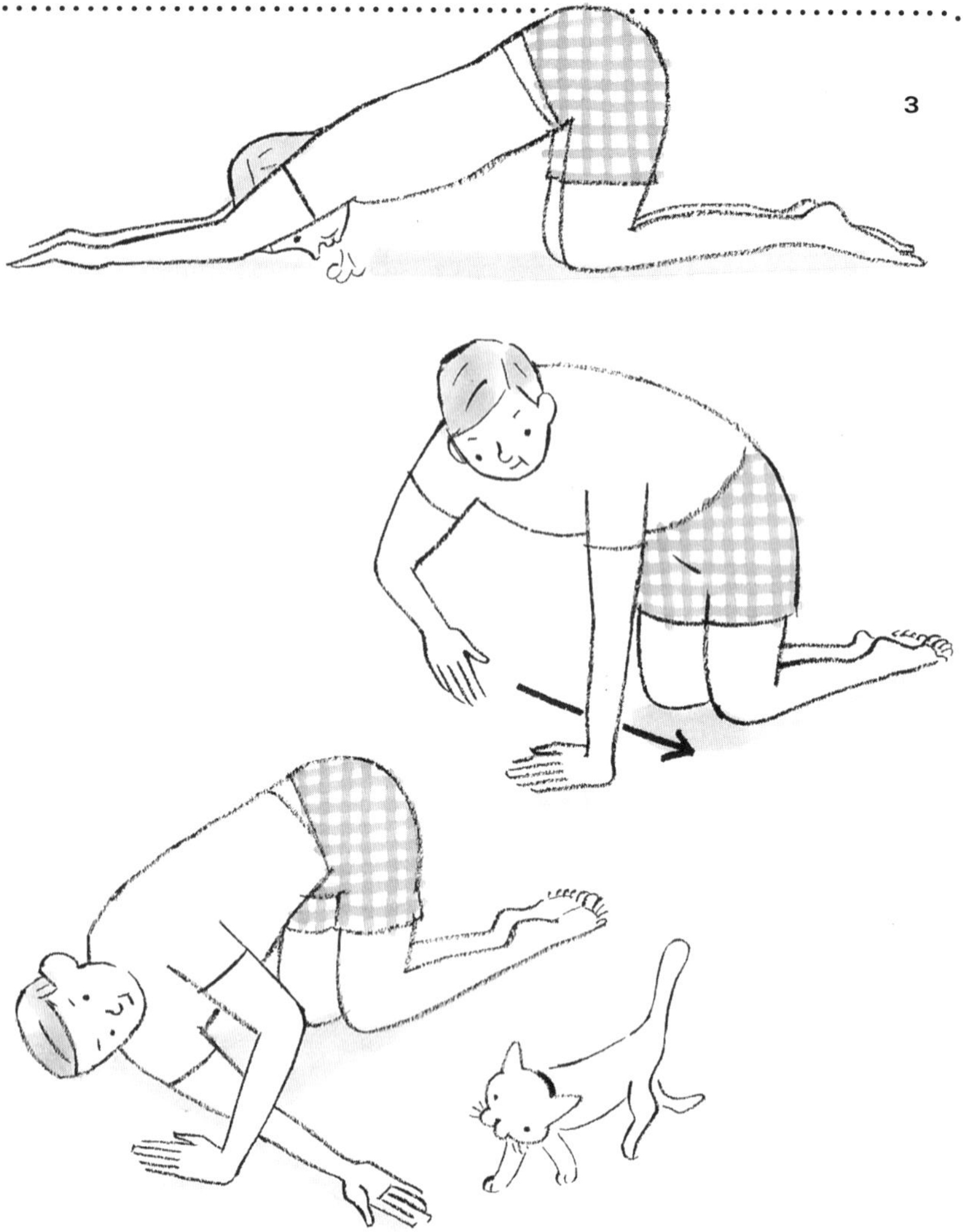

**3**：膝をつき息を吐きながら両腕を前に伸ばして肩のストレッチを行う。さらに右の手のひらを上に向け、息を吐きながら右肩を身体の下に入れて肩甲骨を拡げるようにする。身体の向きを変え同様に（左右各 10〜15 秒静止。2〜3 セット）

**4**

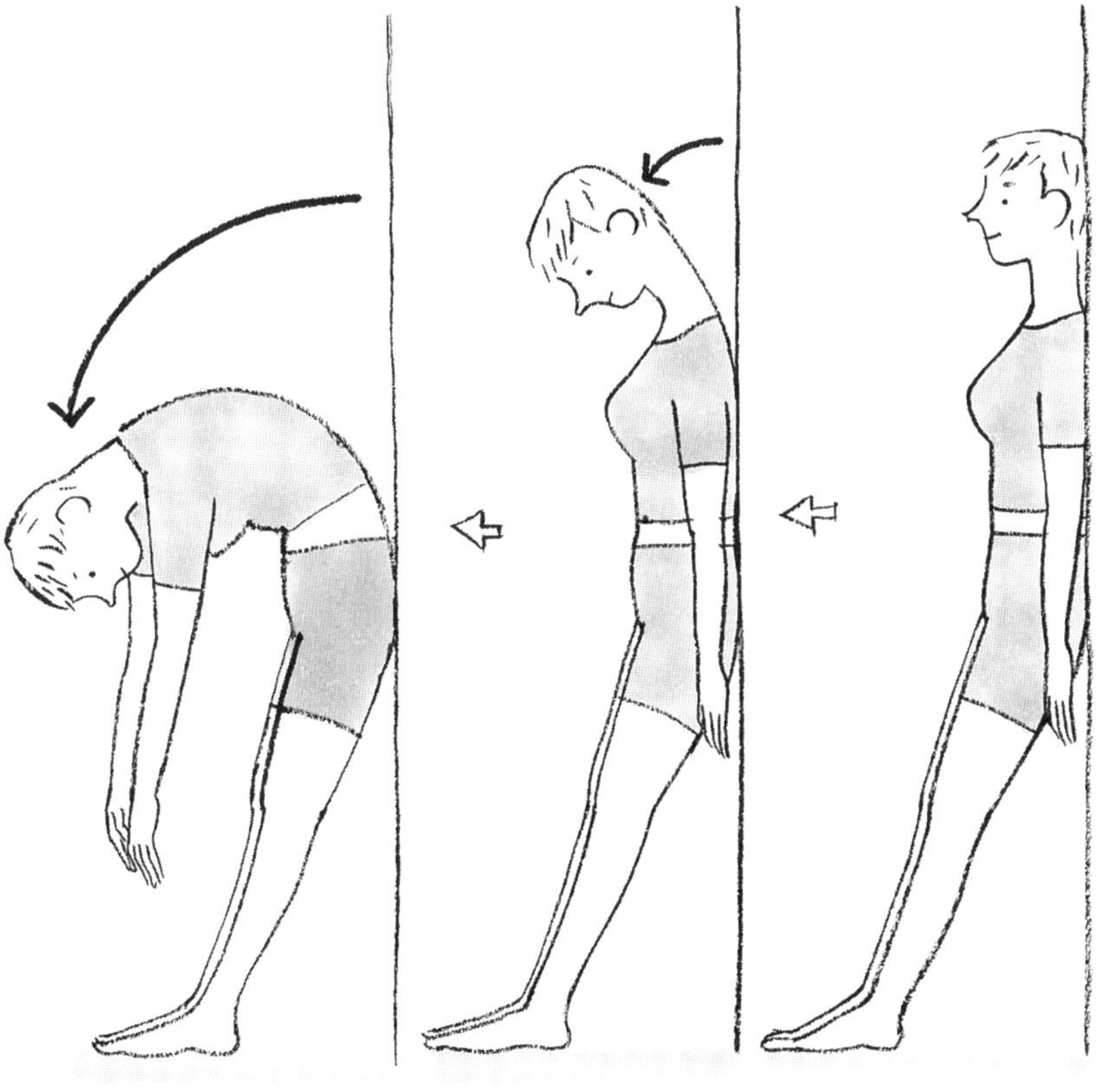

**4**：上半身は壁にピッタリとつけ背中をまっすぐに伸ばす。息を吐きながら、首、背骨を一つ一つ壁から離していく。肩と腕の力をぬき筋肉をリラックスさせ、腕をぶらぶらさせたあと、逆の順序で身体を起こしていく（2〜3セット）

## ⑦ 腰痛防止
### 脊柱起立筋の強化

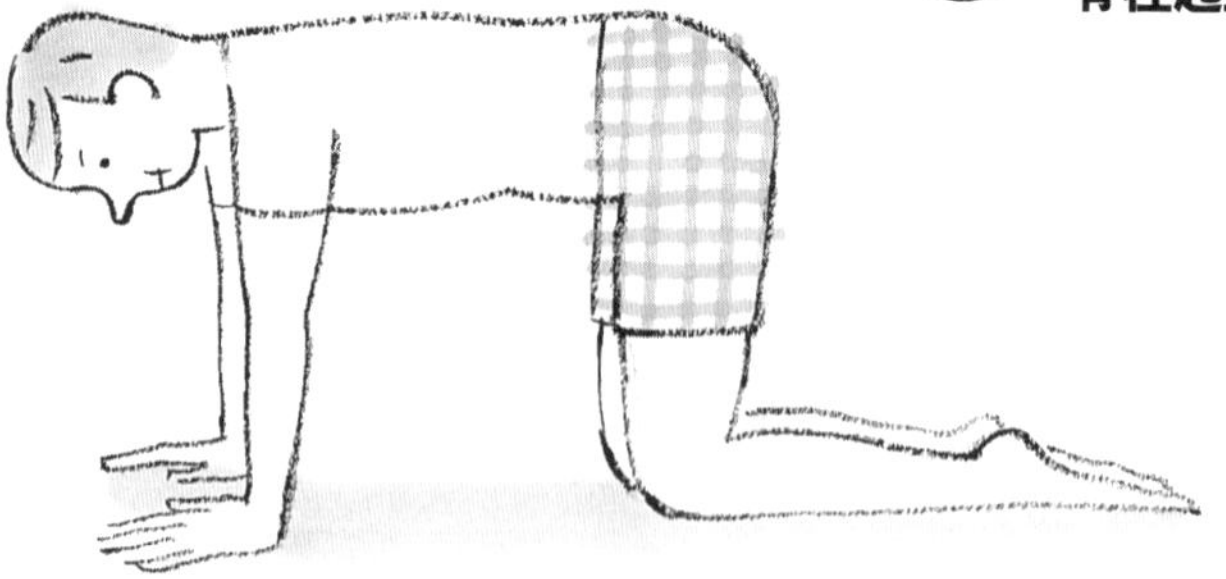

1

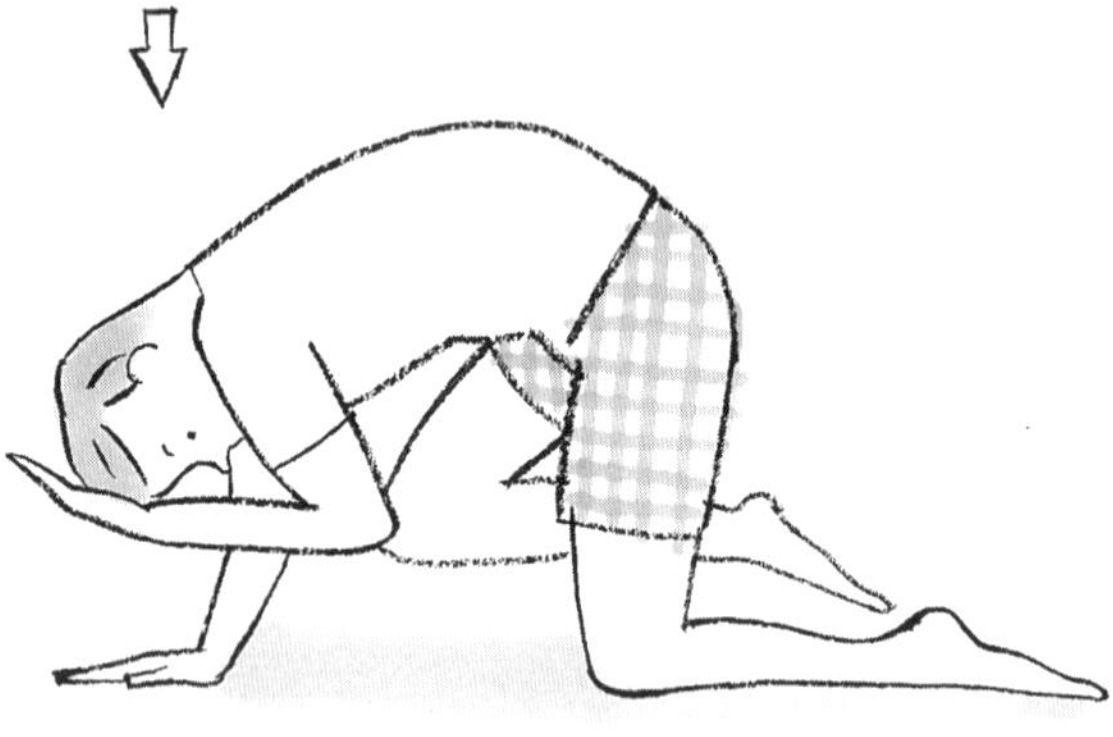

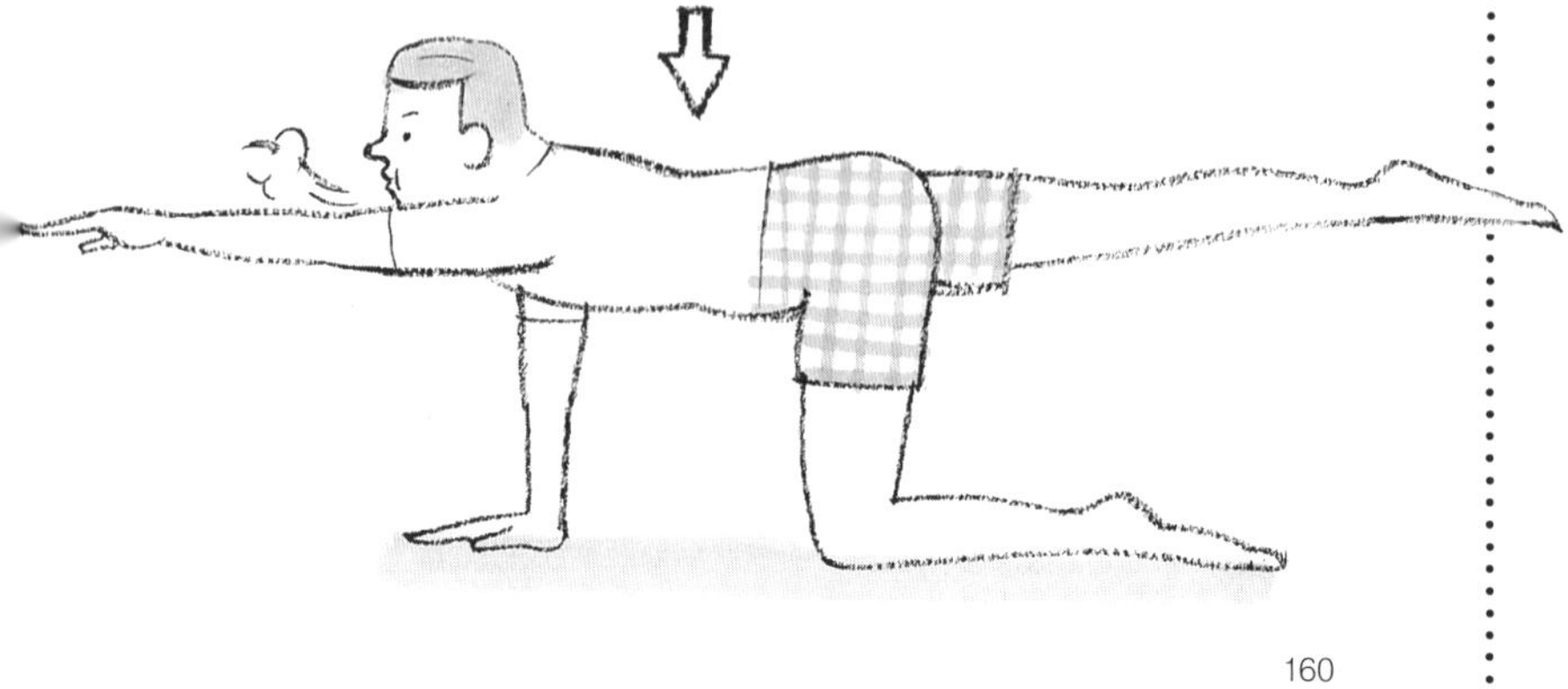

2

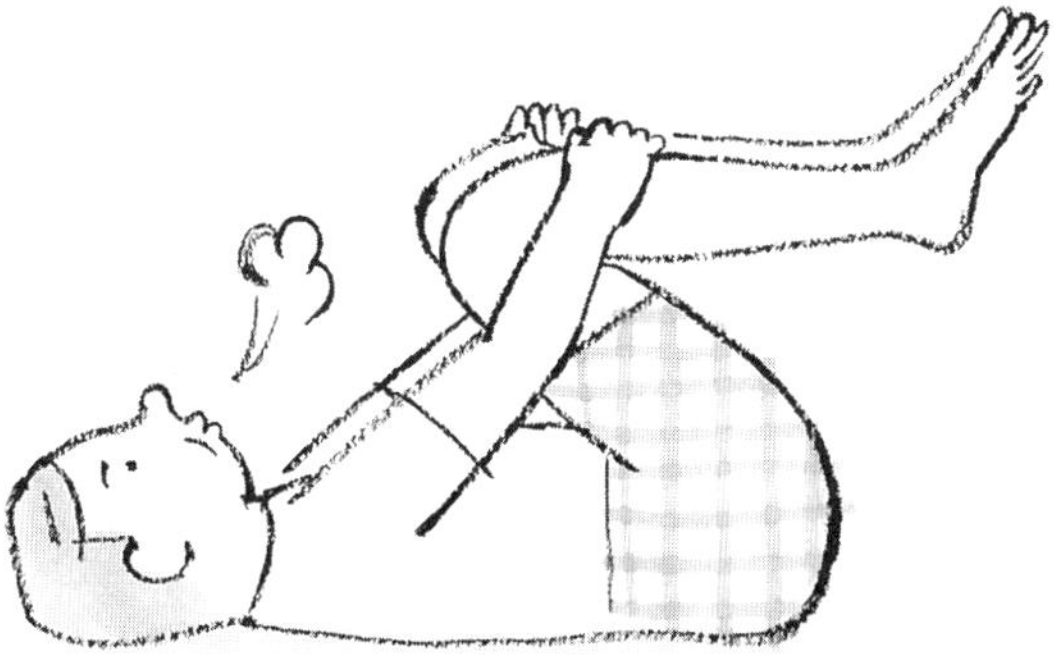

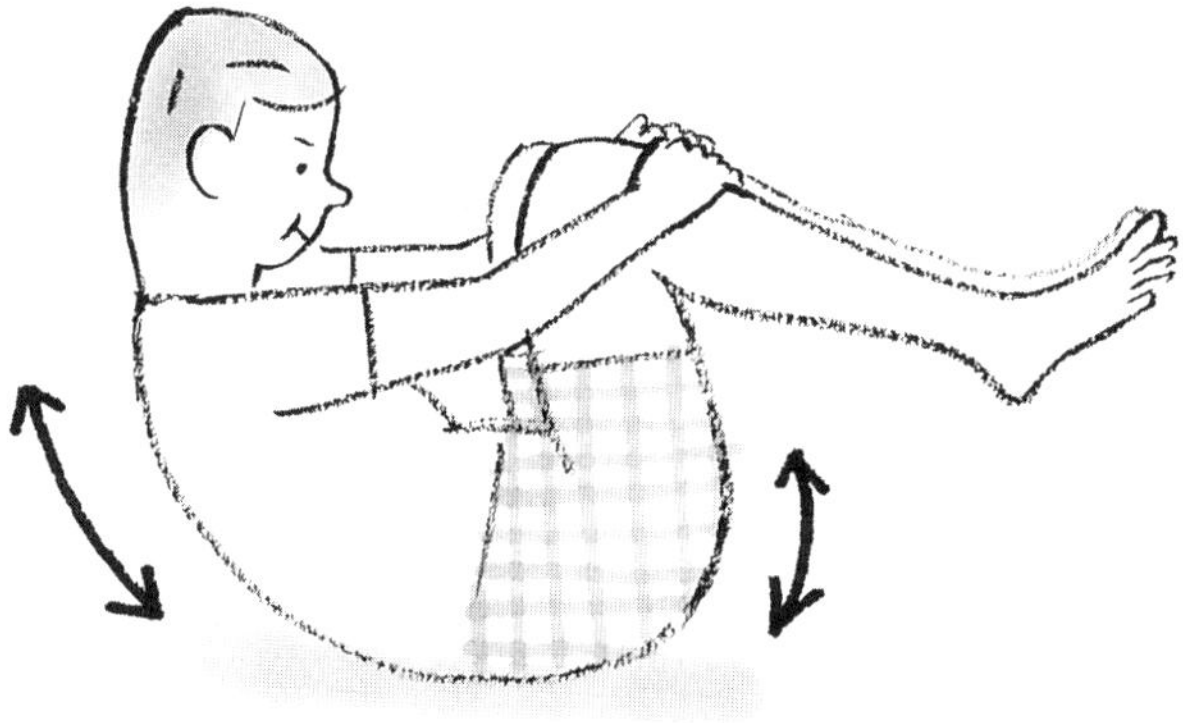

**1**：体重を均等にかけた四つんばいになる。左手と右足をつけるようにスタートの姿勢をとる。まげた左手と右足を息を吐きながら伸ばしバランスをとる（左右各々5回ずつ）
**2**：あおむけになり息を吐きながら両膝をかかえてストレッチ。さらに腰をマッサージするように息を吐きながら上体を前後にゴロンゴロンとさせる。背骨がストレッチされ、腰も調整される（10回）

# ⑧ 膝痛防止
## 大腿四頭筋の強化とストレッチ

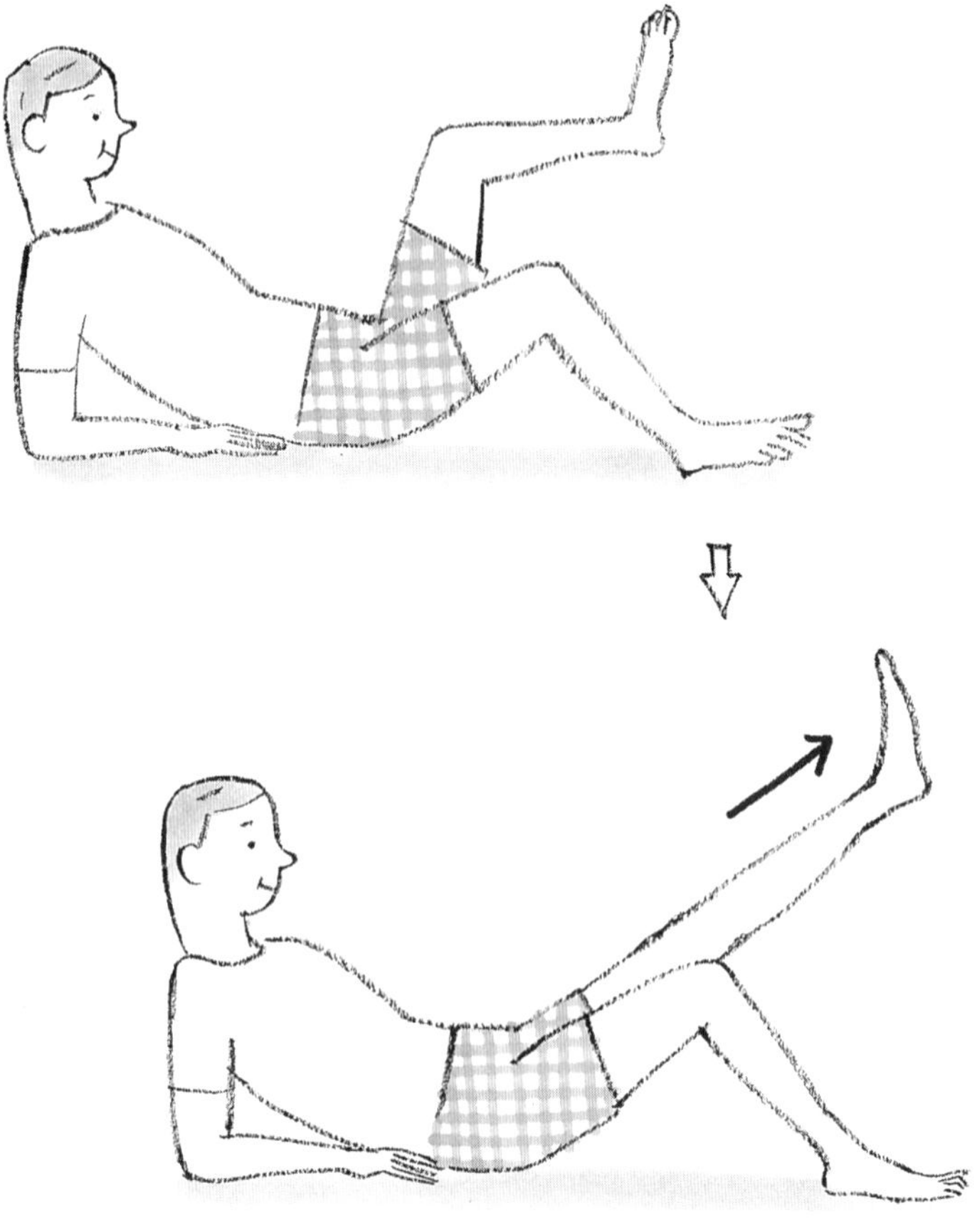

1

2

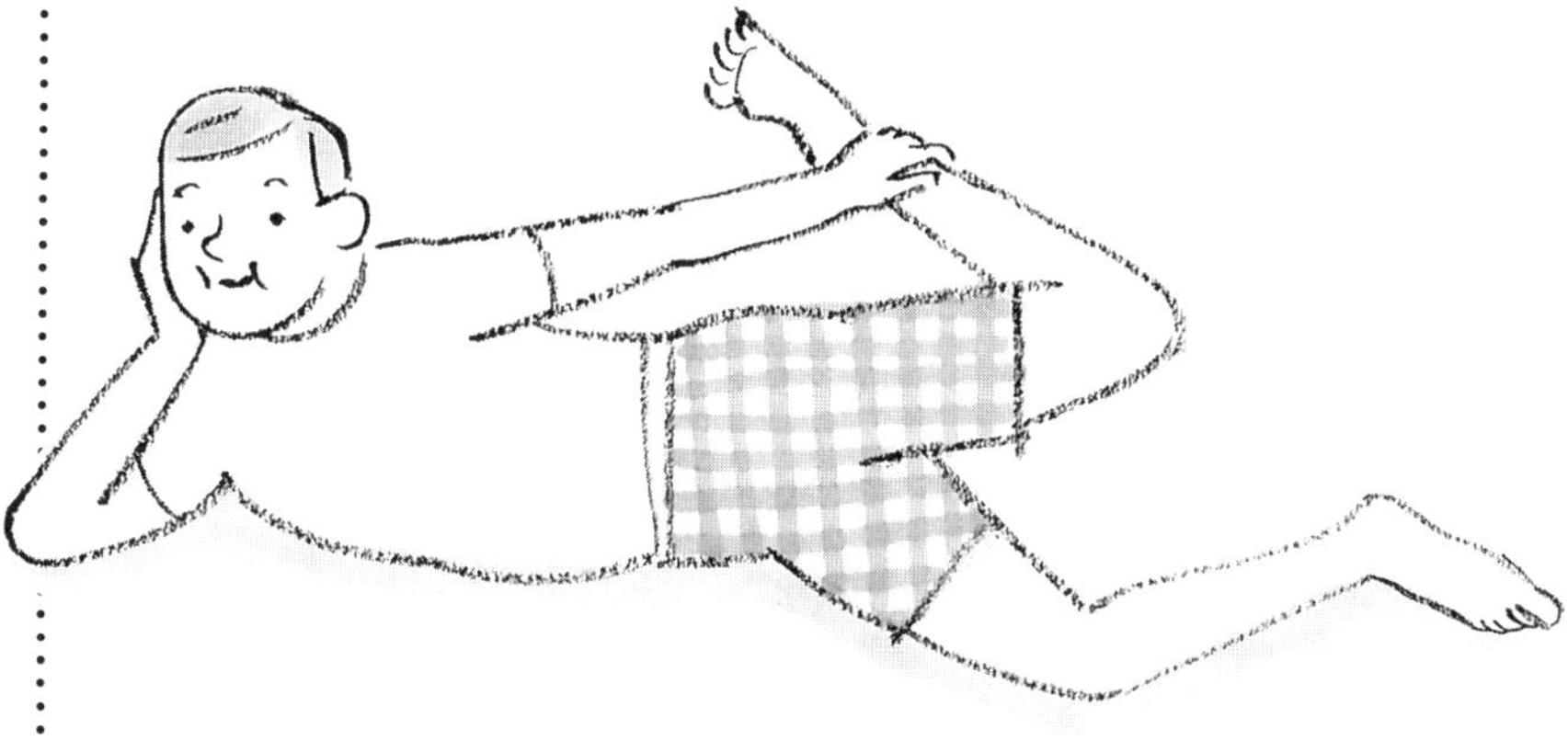

**1**：肘をついて上体をささえる。首がすくんで肩があがらないように注意することが大切。右足をまげ、左足は床からあげる。息を吐きながら左足を押し出すように膝のまげ伸ばしをくりかえす（左右 10回ずつ）
**2**：横になり右膝を前にまげてフォームを安定させ左膝をうしろにまげる。左手で足首を持ち、おしりのほうにひきよせて、もものストレッチを行う。この時、膝を高くあげすぎないようにする（左右各 15〜20秒程静止）

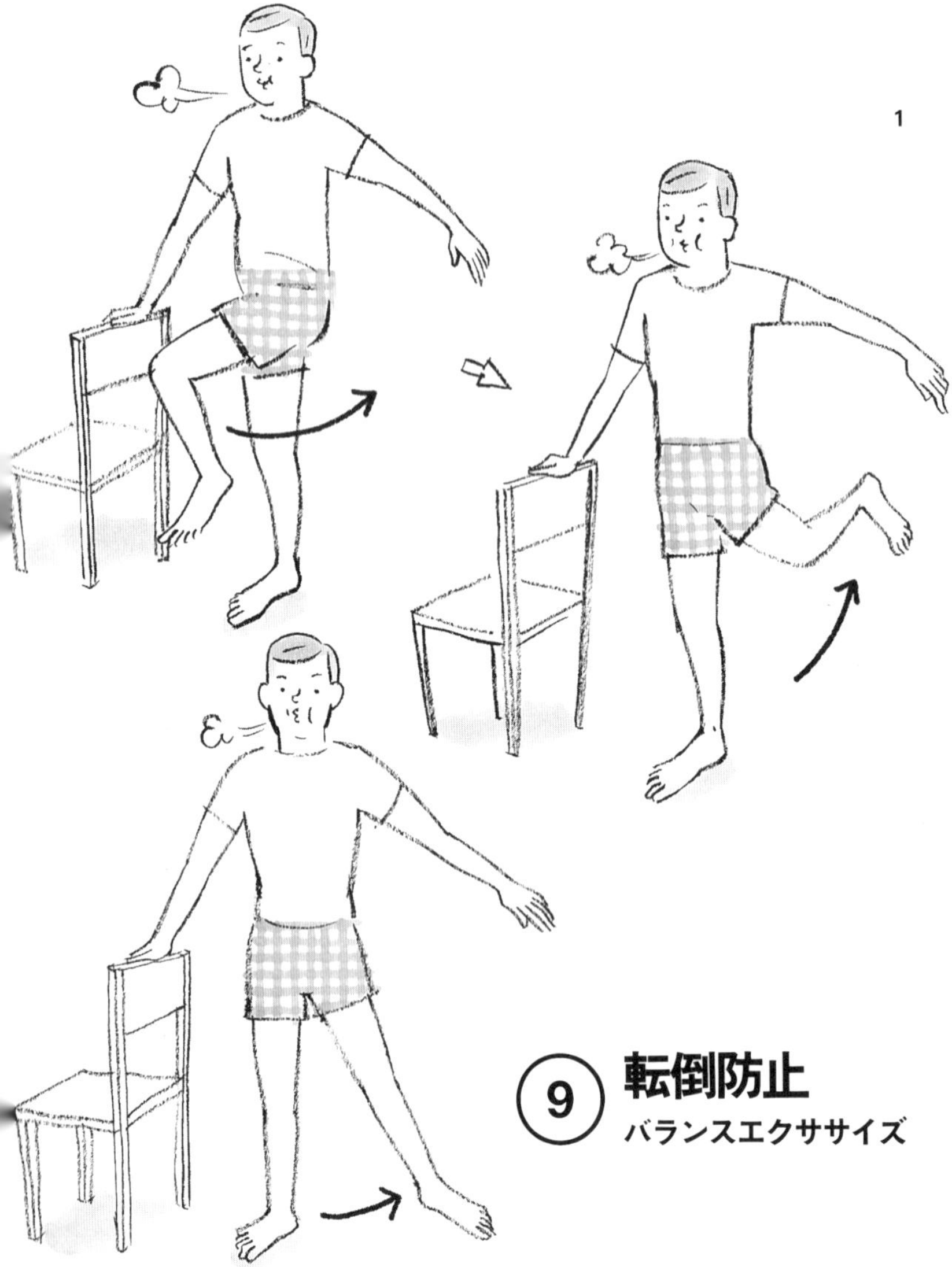


# ⑨ 転倒防止

## バランスエクササイズ

2

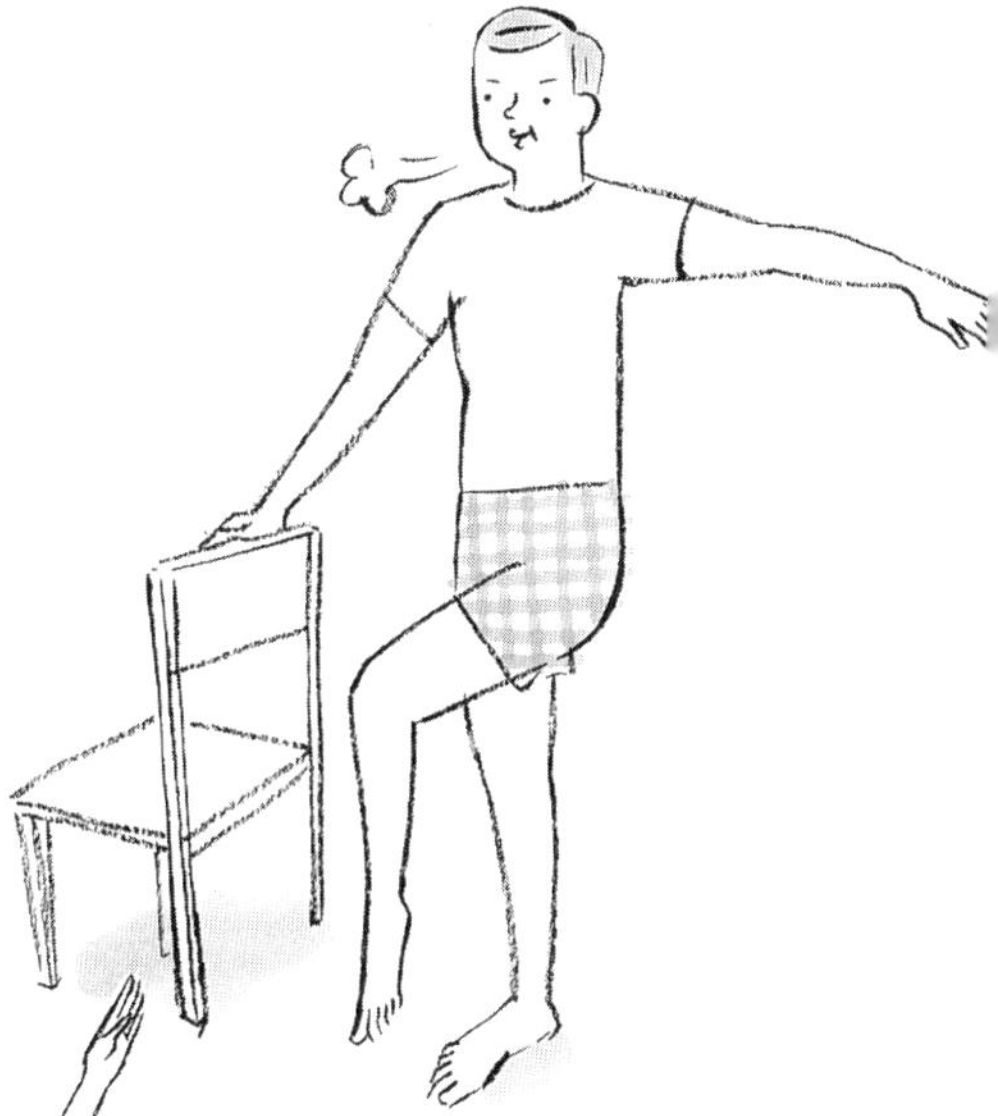

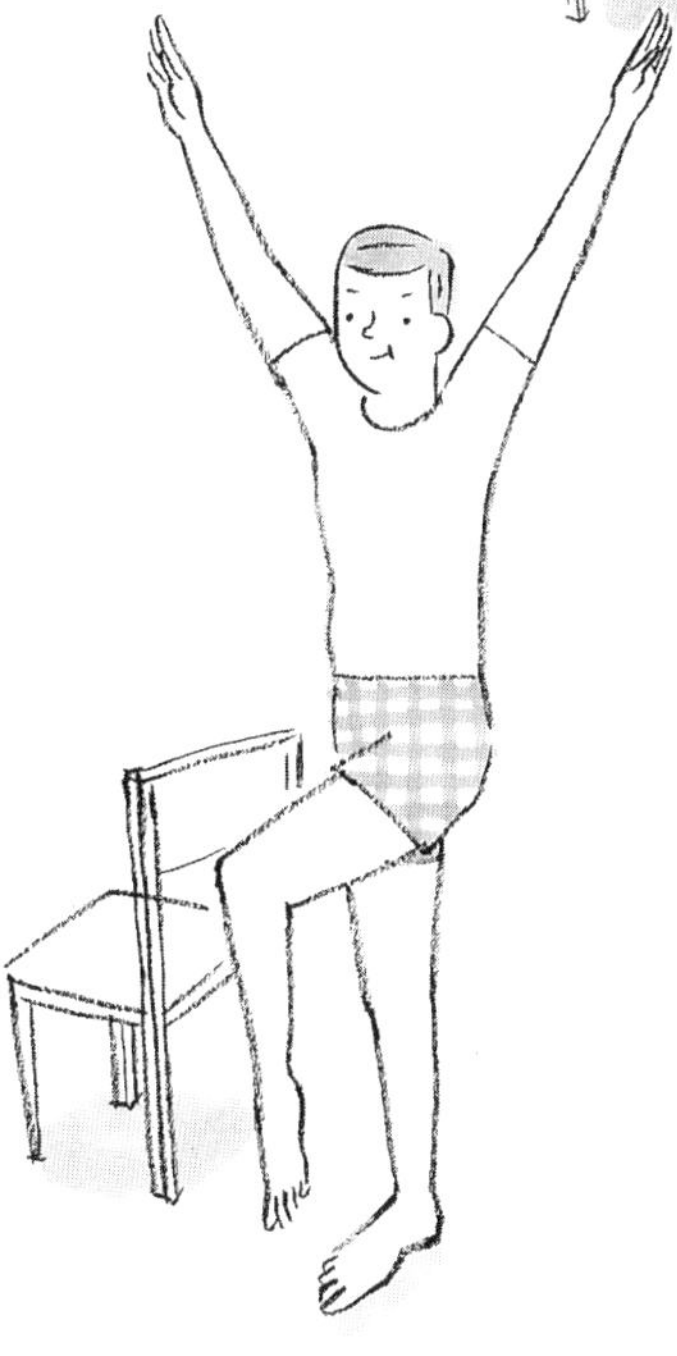

**1**：椅子などをささえとしてつかまり、左足を前後にスイングする。股関節も柔らかくなりバランス感覚も高まる。今度はバランスをとりながら中心がくずれないところまであげ、もとに戻す（左右各 10回ずつ）

**2**：椅子につかまり右足を軸足にし床を押すように立ち、左足をあげ左手でバランスをとったあと手を椅子から離し、両手でバランスをとりながら 15秒程静止する。椅子の位置を変え左右各 2〜3 セット

# ⑩ 便秘解消
## お腹の中もきれいに

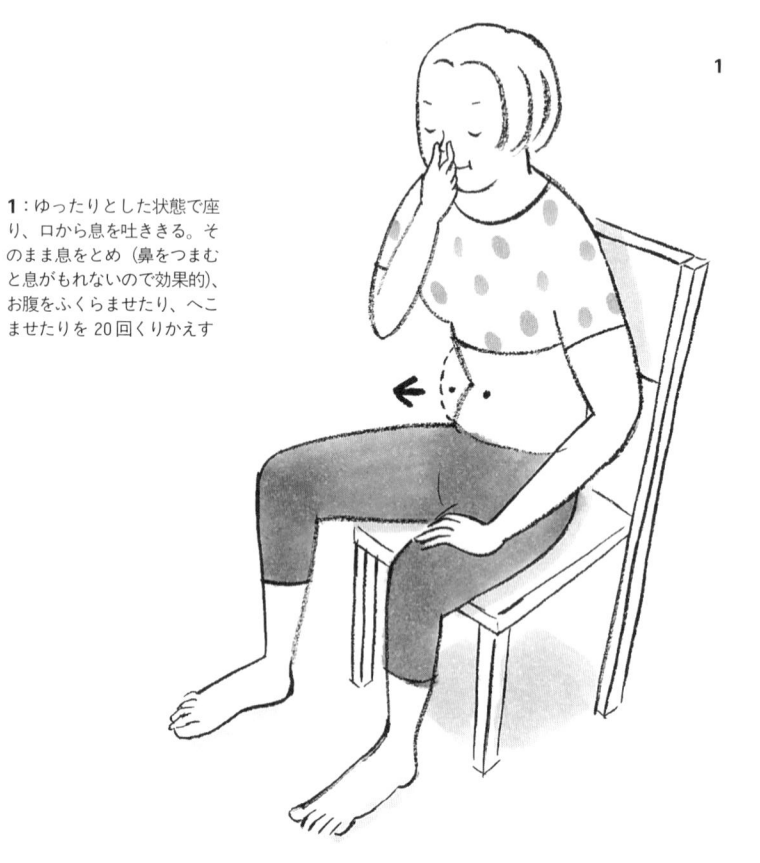

1

**1**：ゆったりとした状態で座り、口から息を吐ききる。そのまま息をとめ（鼻をつまむと息がもれないので効果的）、お腹をふくらませたり、へこませたりを 20回くりかえす

**2**

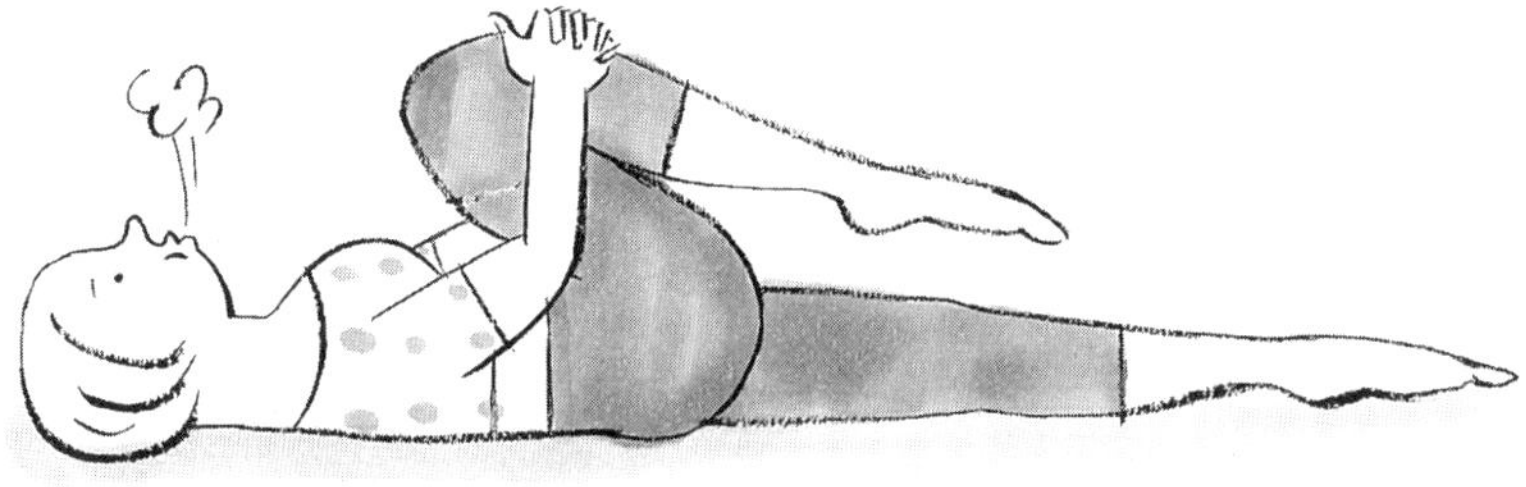

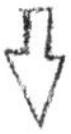

**2**：あおむけになり右膝を抱え、息を吐きながら胸にひきよせる。左の足はまっすぐに伸ばす。この状態で 20 秒程静止。反対の足も同様に。
両膝を抱え、息を吐きながらお腹をへこませるように胸に近づけて 20 秒程静止

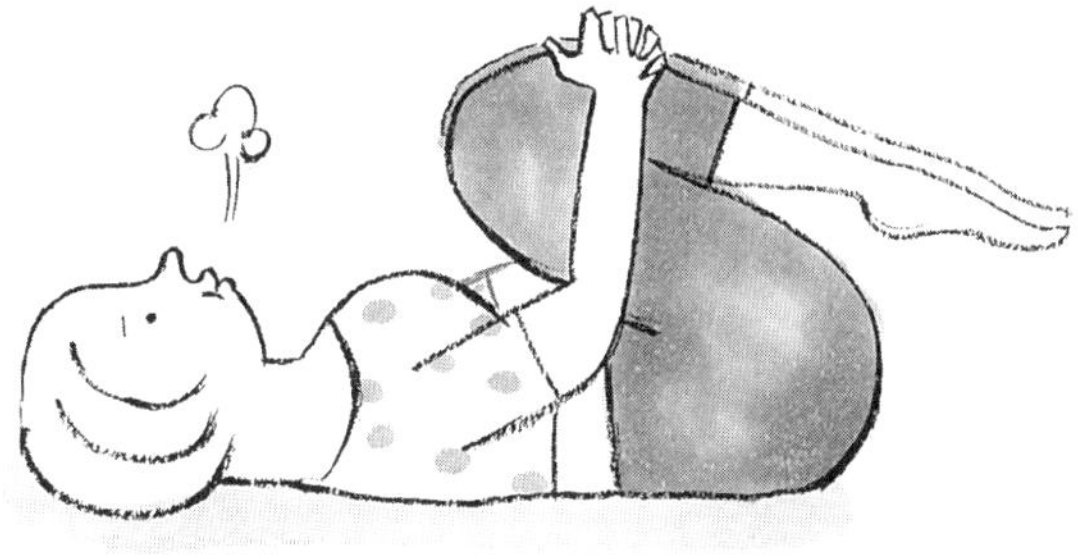

**1**：息を吸った状態で立ち、息を吐きながら上体の力をぬき足首と膝のバネを使って腕を振り子のようにスイングさせてもとの状態に戻る（10回くりかえす）
**2**：あおむけになり全身を床にあずけるように目を閉じ力を抜き呼吸に意識を集中する。息を吸うときは足先から全身にいきわたり身体がふくらんでいくようにイメージし、吐くときは床に力が抜けていくようにリラックスする。呼吸がおちついたら森とか美しい浜辺とか、自分が心地よくリラックスできる場所をイメージし、さわやかな気分にひたる。最後にそっと目を開ける

# ⑪ リラクセーション

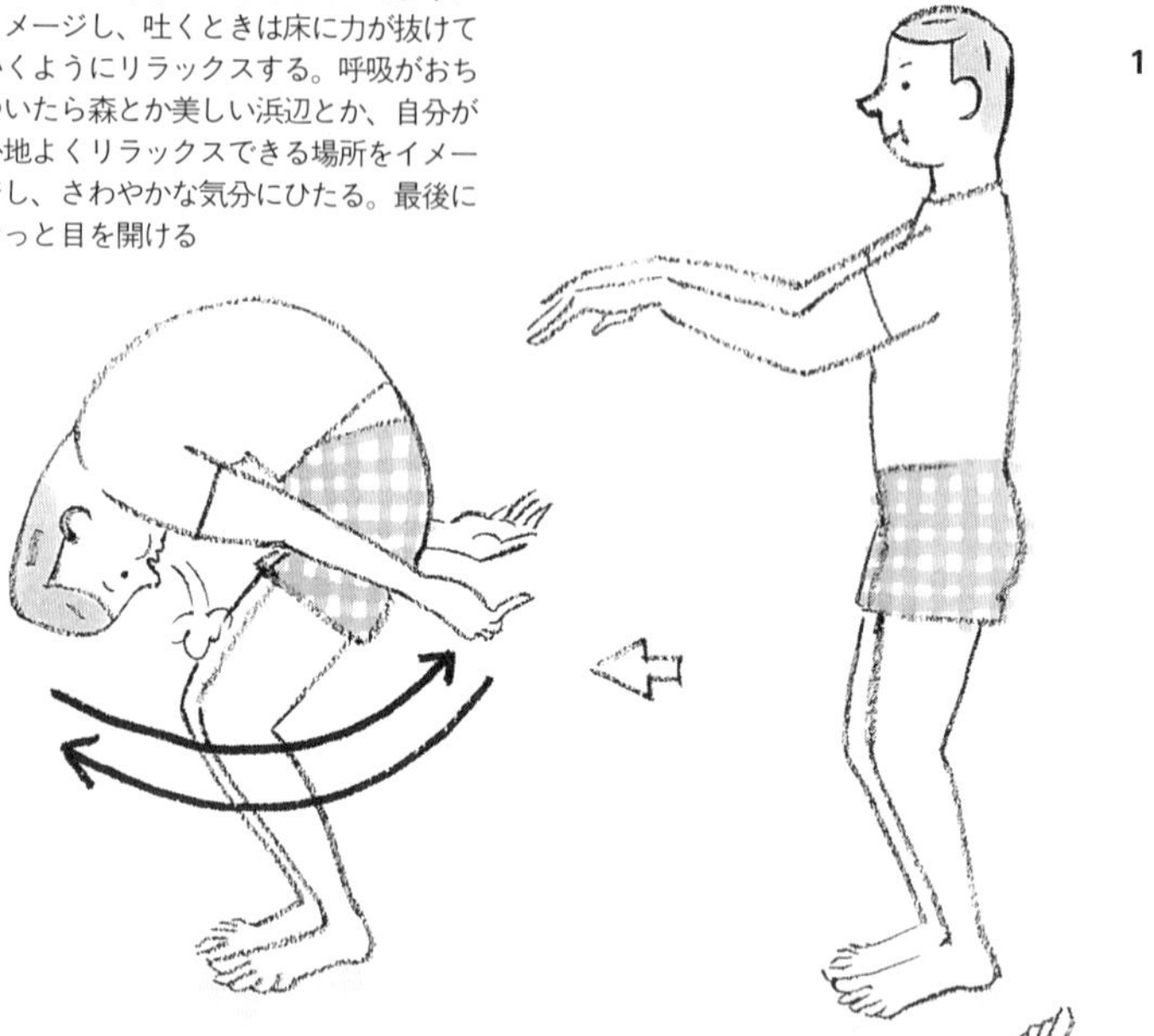


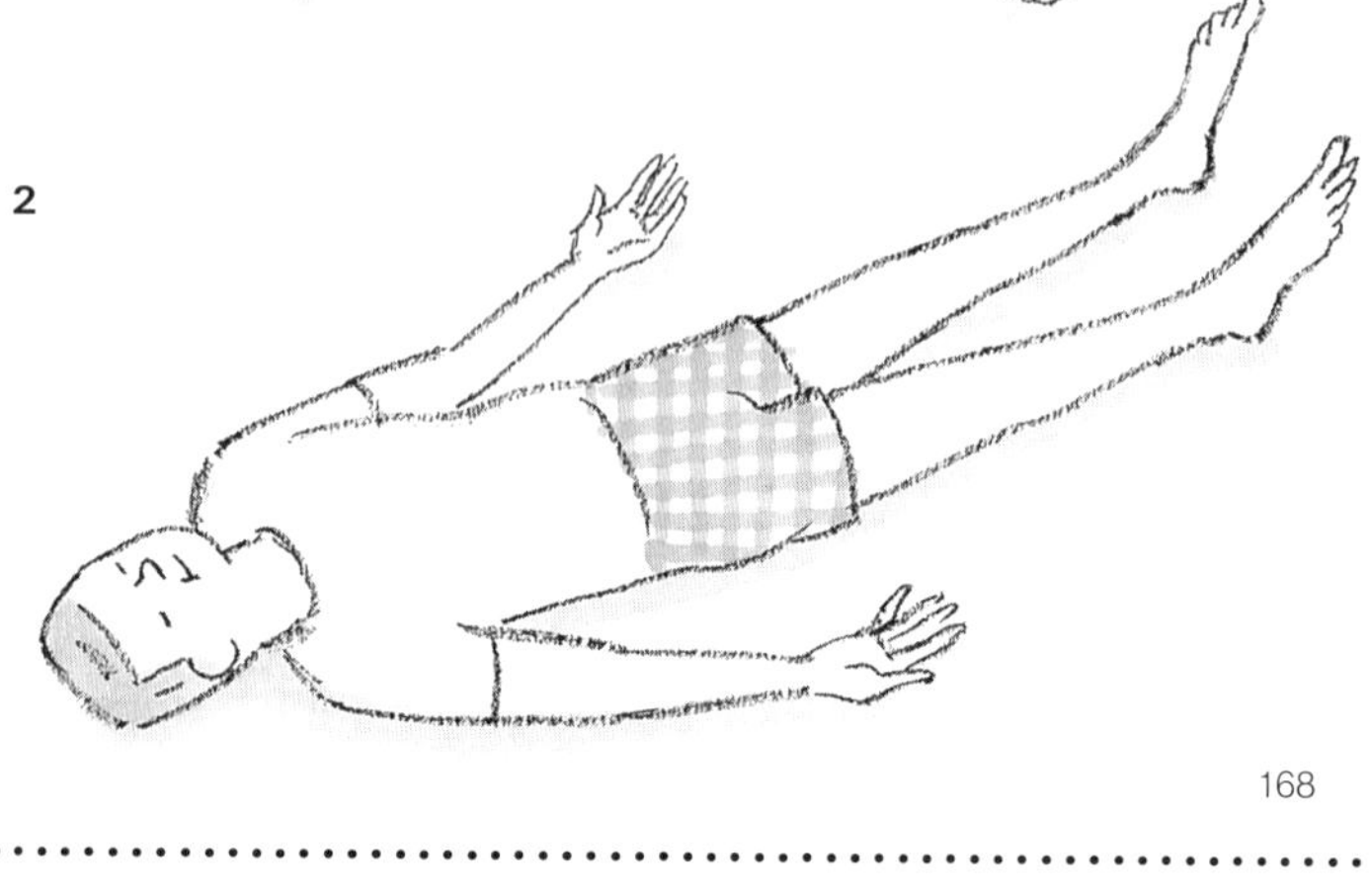

# 介護する人、介護が必要な人のために

高齢化が進むなか、寝たきりのご両親のお世話をする人は増えていることでしょう。特別養護老人ホームで働く私の友人は、腰痛に悩んでいます。一方、程度の差はあれ介護が必要な人は、身体を動かせないために筋力が落ち、老化が促進されてしまいます。両方の立場の人向けのリラックス法をご紹介します。大きめのタオルを一枚用意してください。

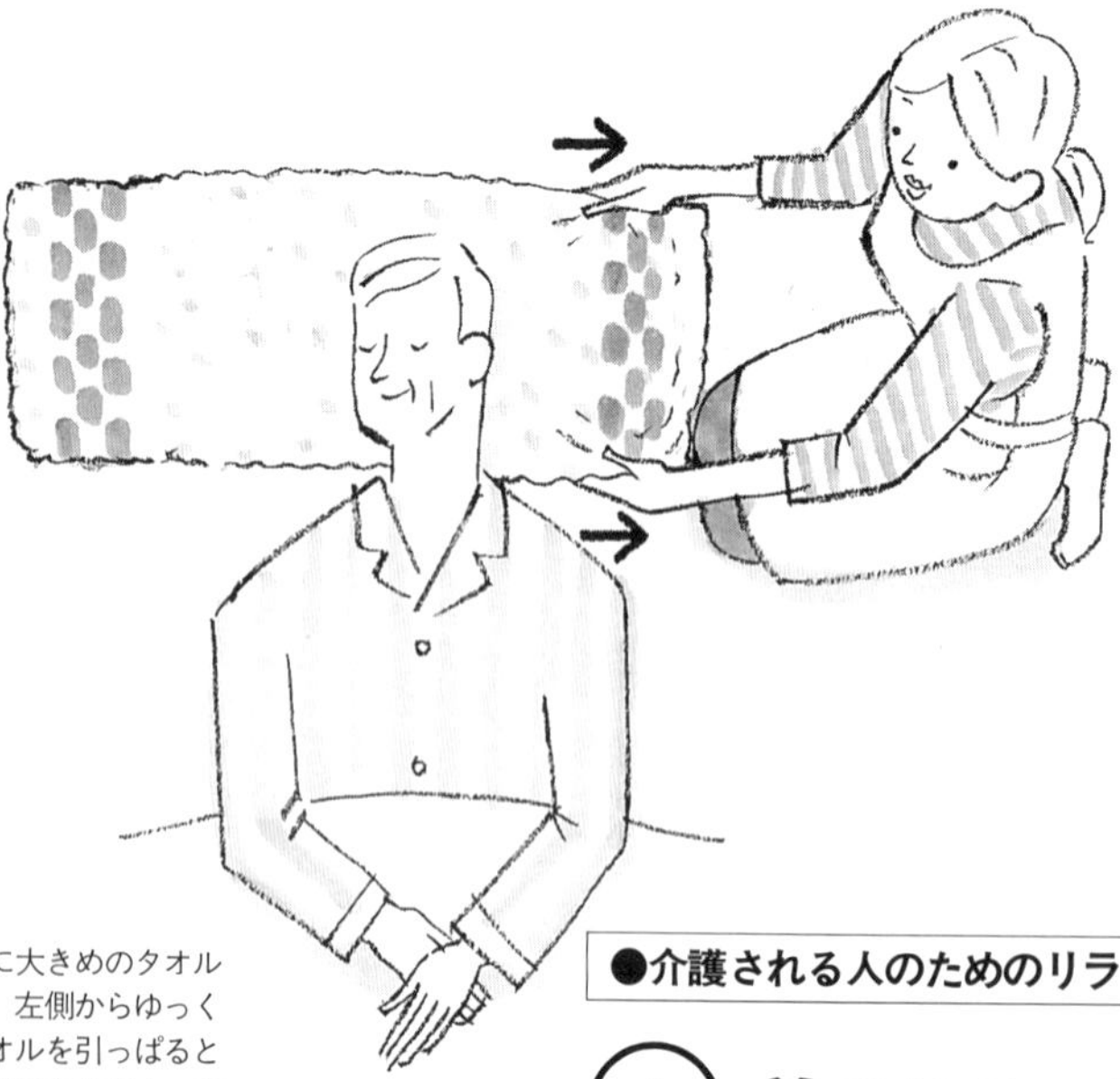

頭の下に大きめのタオルをしく。左側からゆっくりとタオルを引っぱると顔は自然に右を向く。左右両方から行い首のつけ根をゆるめるようにする

●介護される人のためのリラックス

# ① 首のリラックス

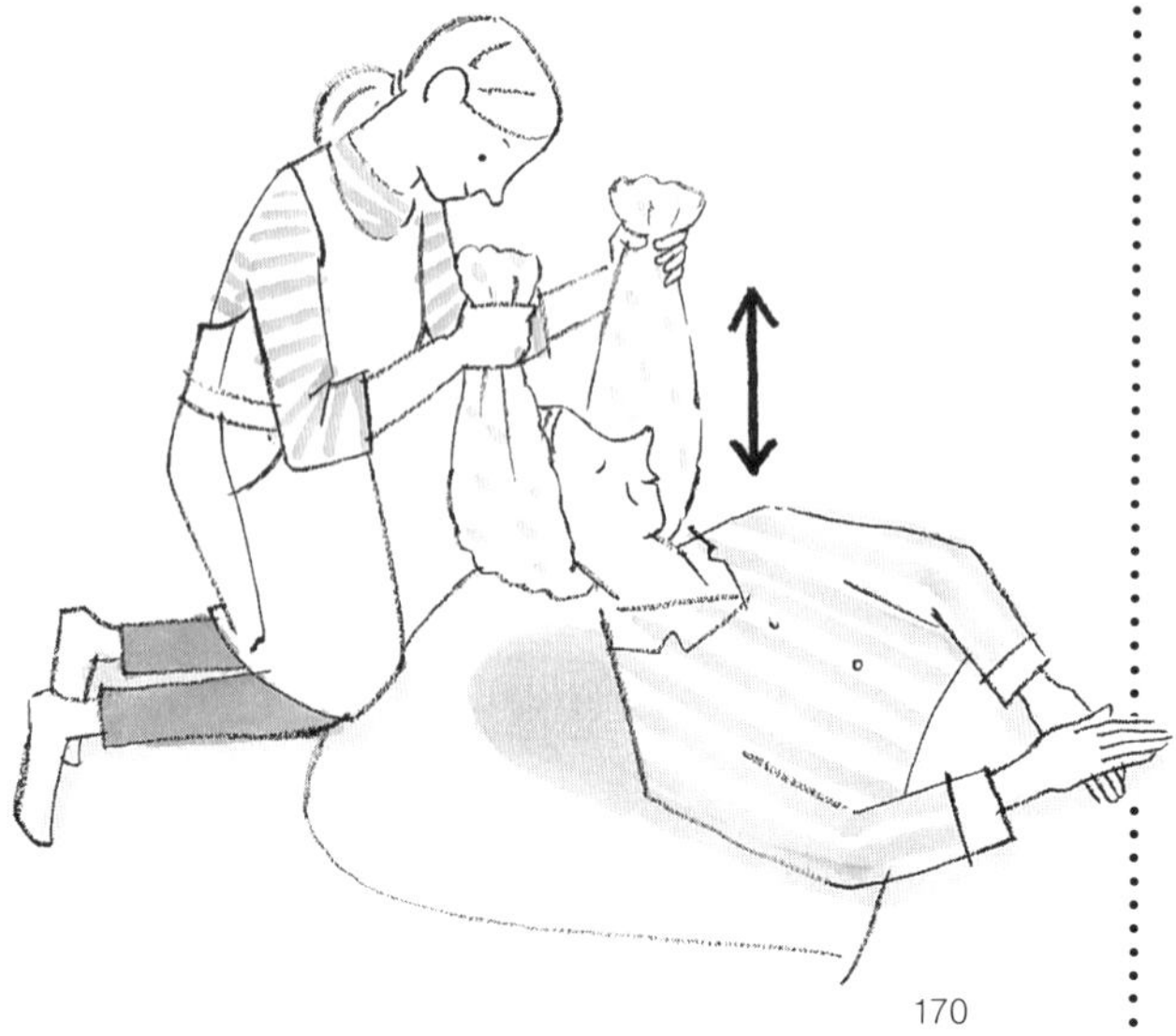

タオルで頭を包みこむようにし、ゆっくりと持ちあげ、ゆっくりとおろす。さらに持ちあげたまま左右にゆっくりと動かす

# ② 腕、肩のリラックス

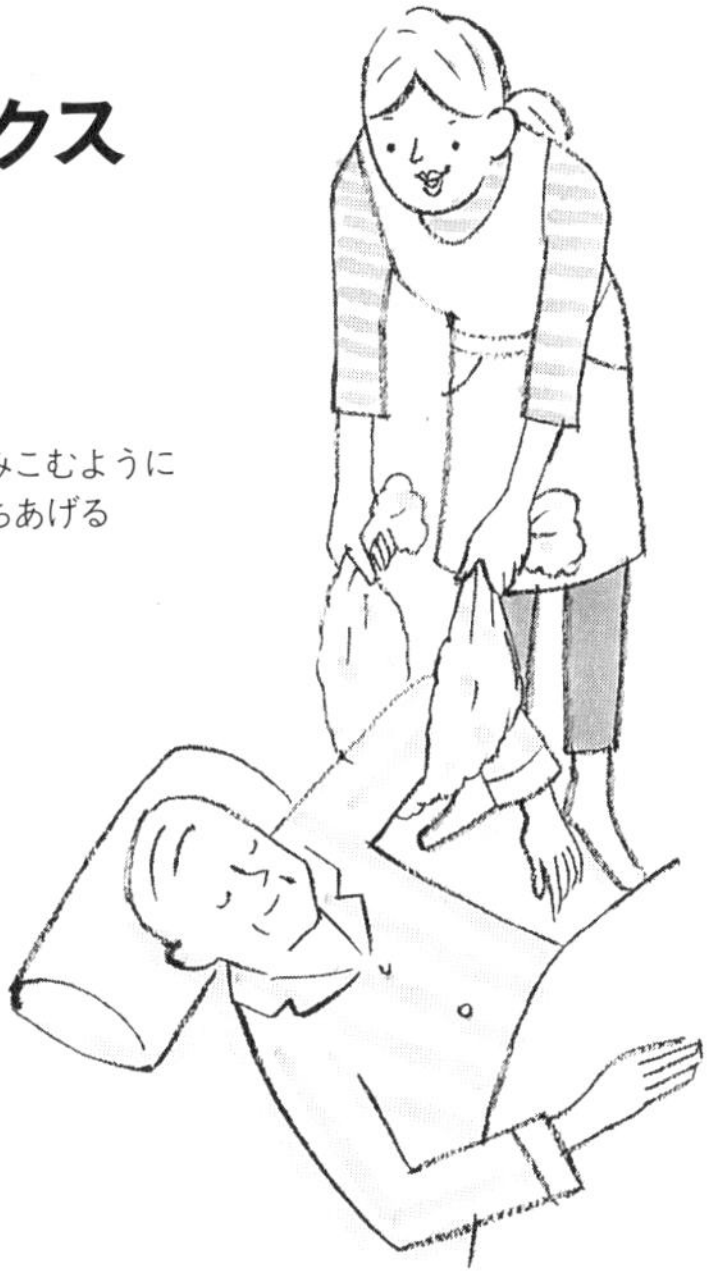

タオルで包みこむように
して腕を持ちあげる

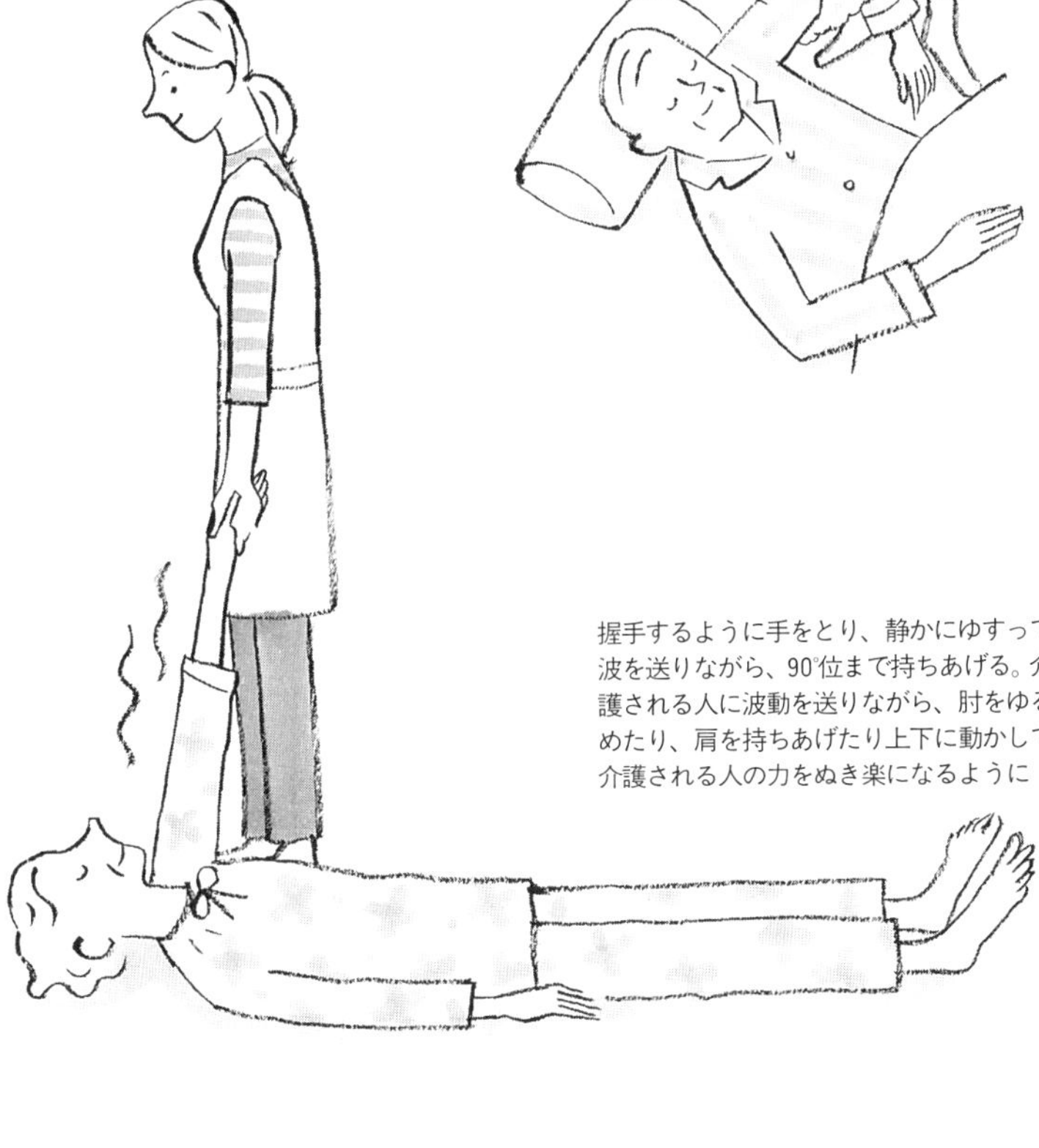

握手するように手をとり、静かにゆすって波を送りながら、90°位まで持ちあげる。介護される人に波動を送りながら、肘をゆるめたり、肩を持ちあげたり上下に動かして介護される人の力をぬき楽になるように

# ③ 足のリラックス

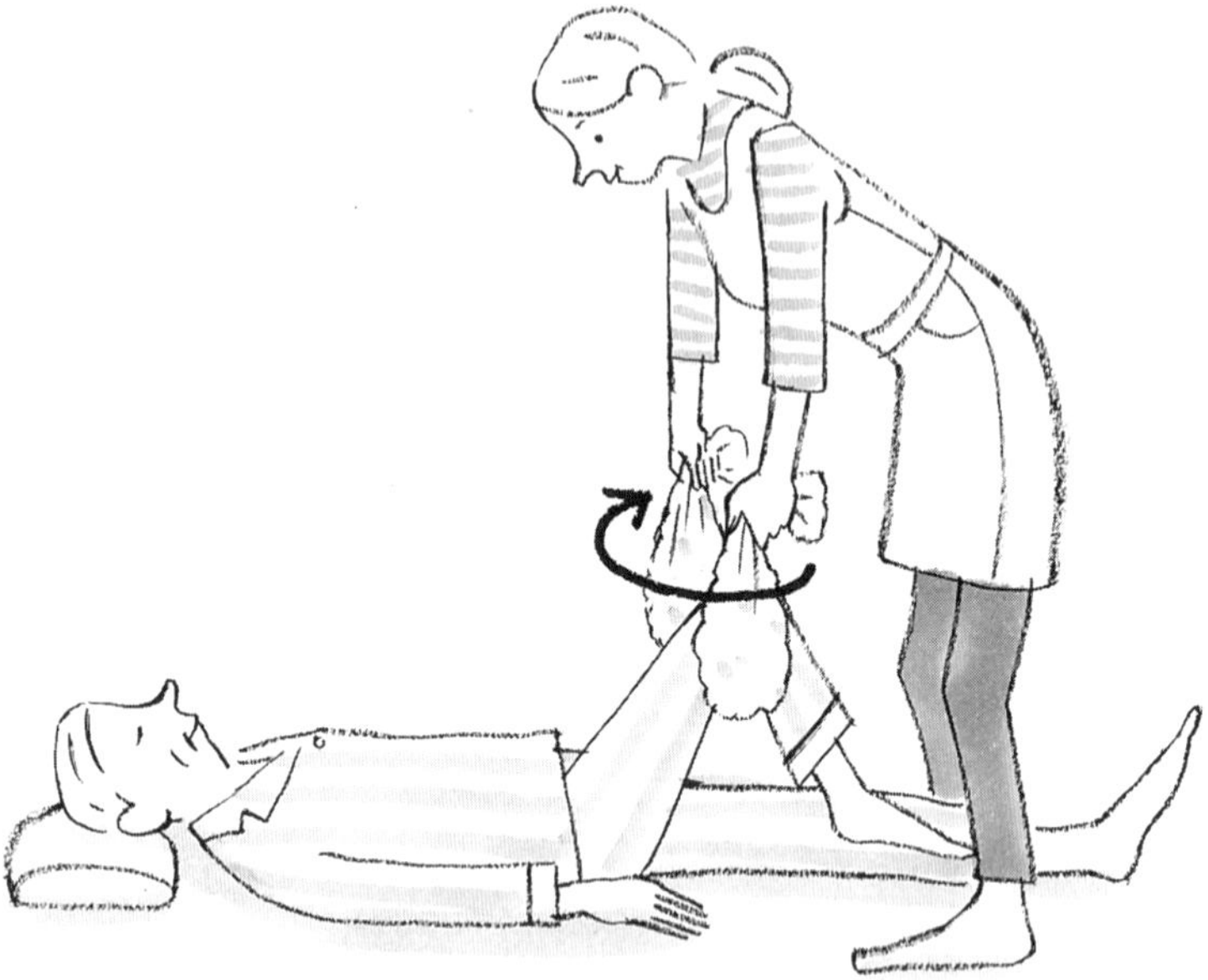

膝からふくらはぎをタオルでくるむ。
膝が自然にまがるところまで持ちあげ、ゆっくりと回すように動かす。
股関節とまわりの筋肉のリラックス

## ④ 腰のリラックス
### 床ずれ防止

腰（骨盤）のあたりをゆっくりと左右に全身を大きくゆらす。腰のあたりを持ったままで行わないでキャッチボールをするような感じで

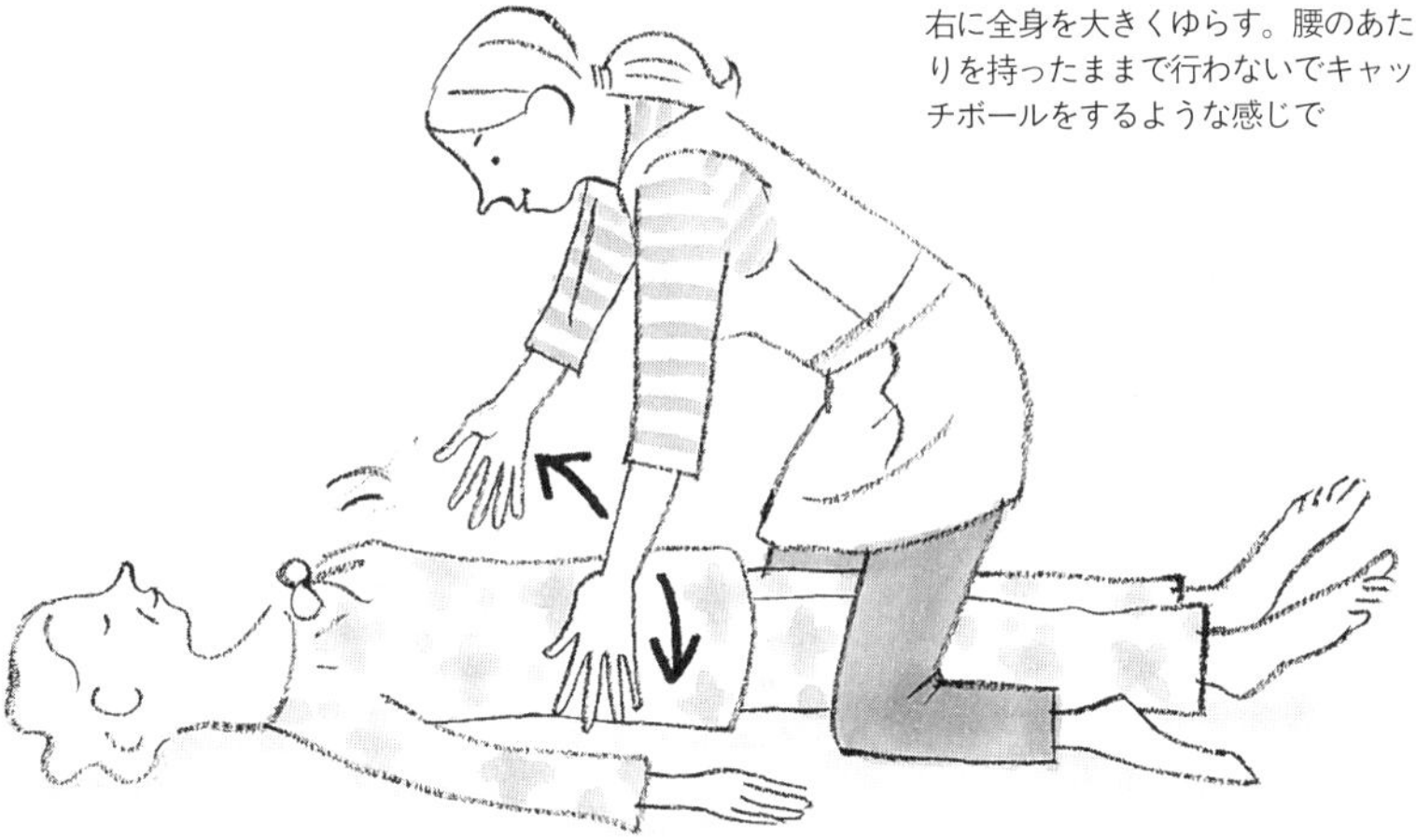

## ⑤ 全身のリラックス

両足首をそろえて持ち（床から持ちあげない）足から頭の先まで波が伝わるように左右に穏やかにゆらす

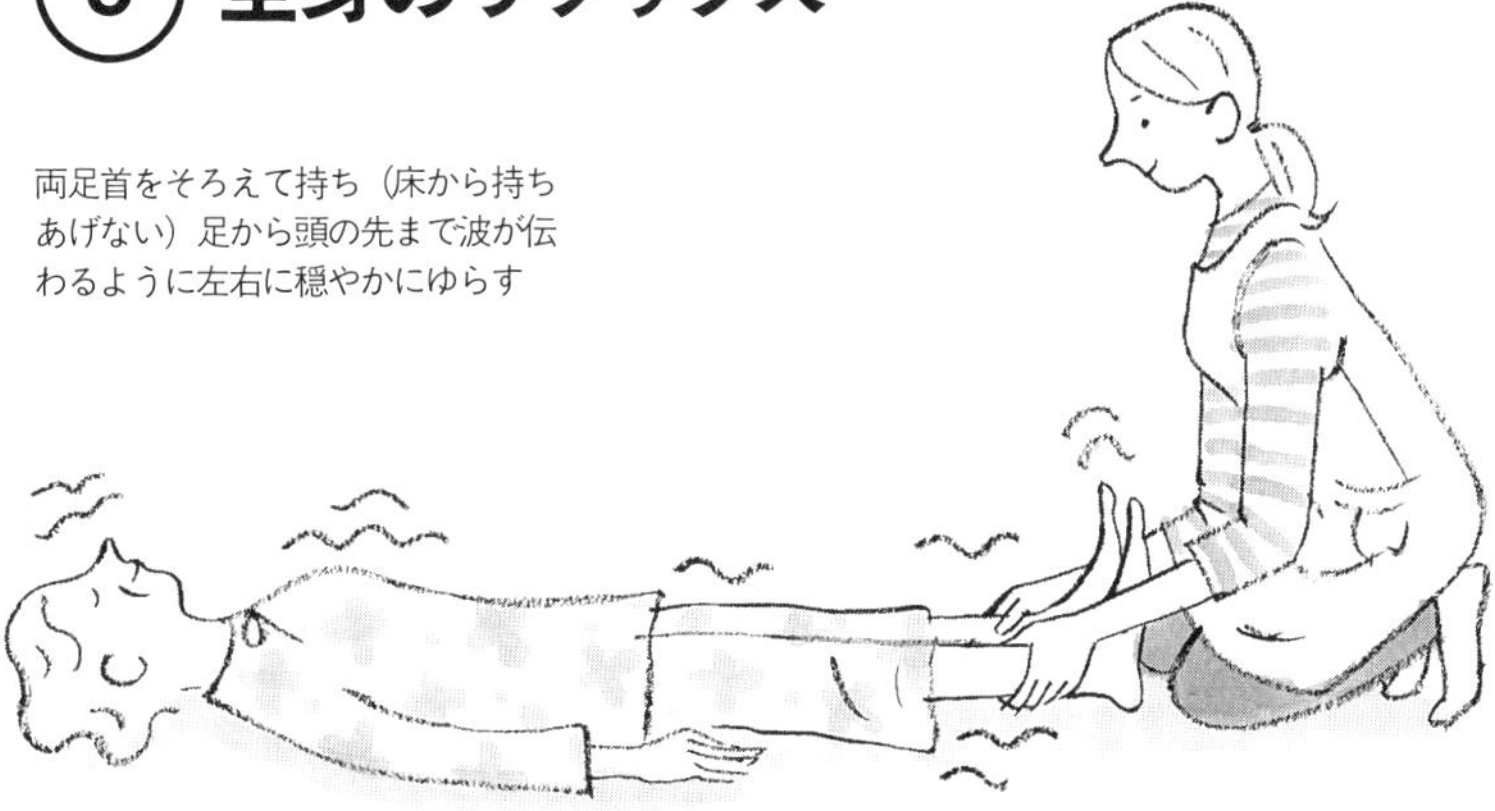

# ① 腰痛にならないためのストレッチ

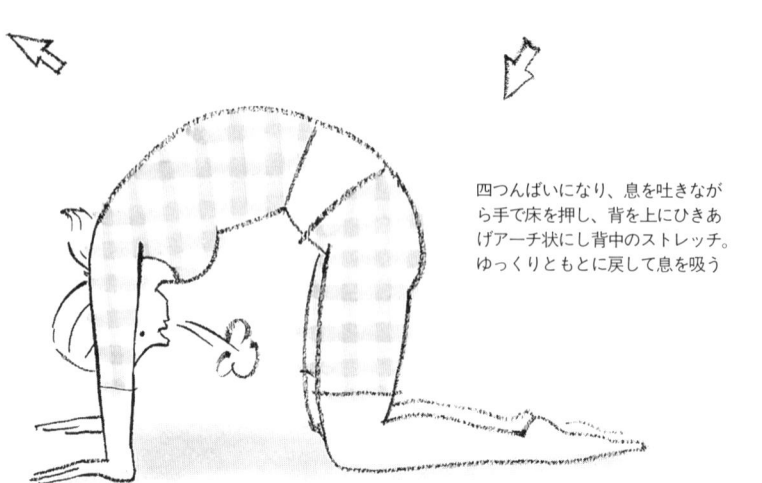

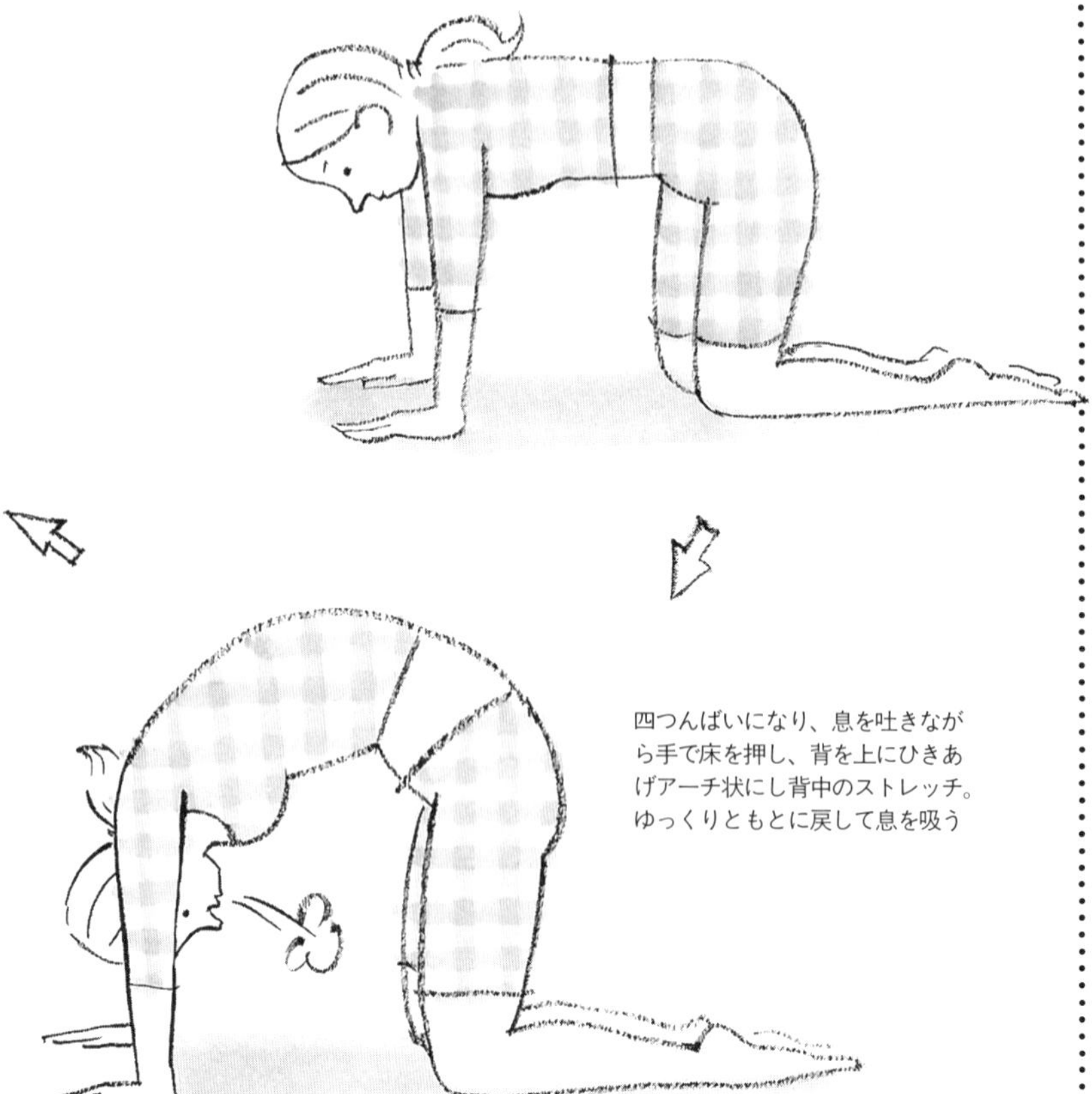

四つんばいになり、息を吐きながら手で床を押し、背を上にひきあげアーチ状にし背中のストレッチ。ゆっくりともとに戻して息を吸う

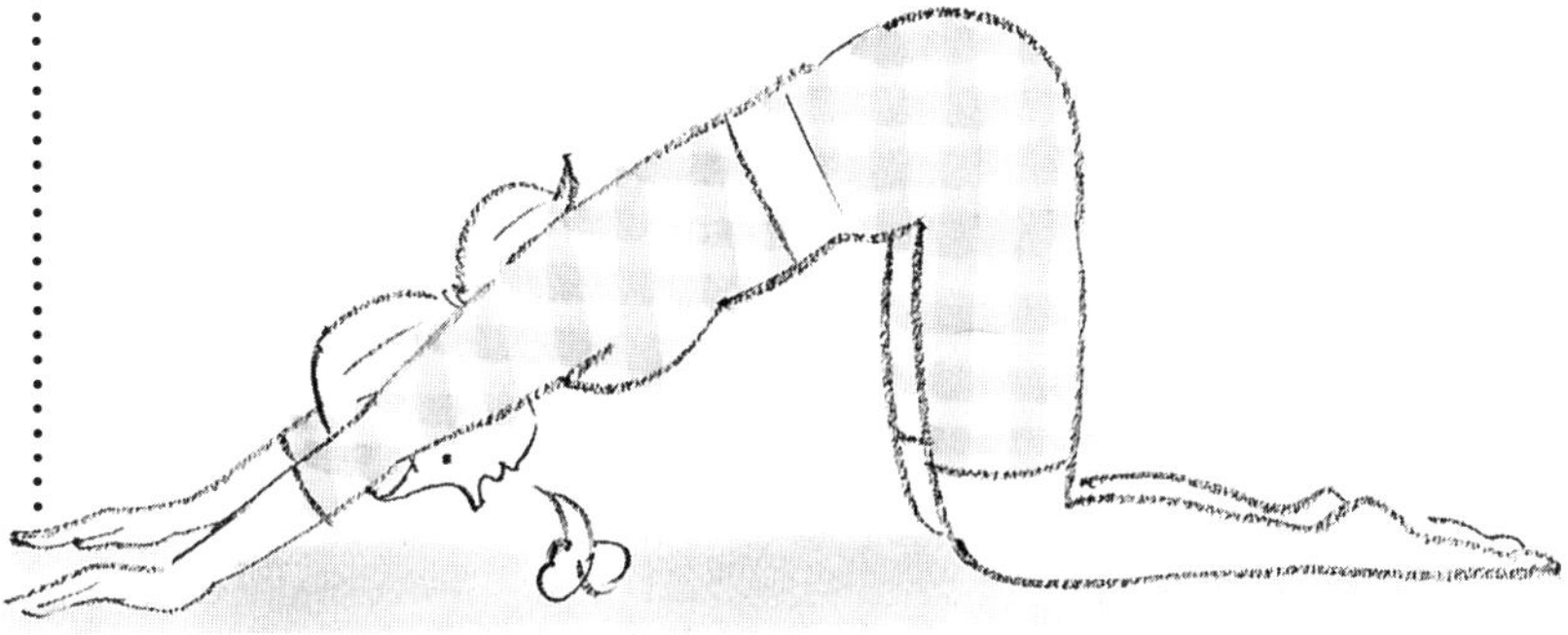

さらに戻した姿勢から、息を吐きながら両腕を前に伸ばし、肩のストレッチ。そのままおしりを踵にのせ、腰のストレッチ。背中、肩、腰とストレッチし、腰痛防止

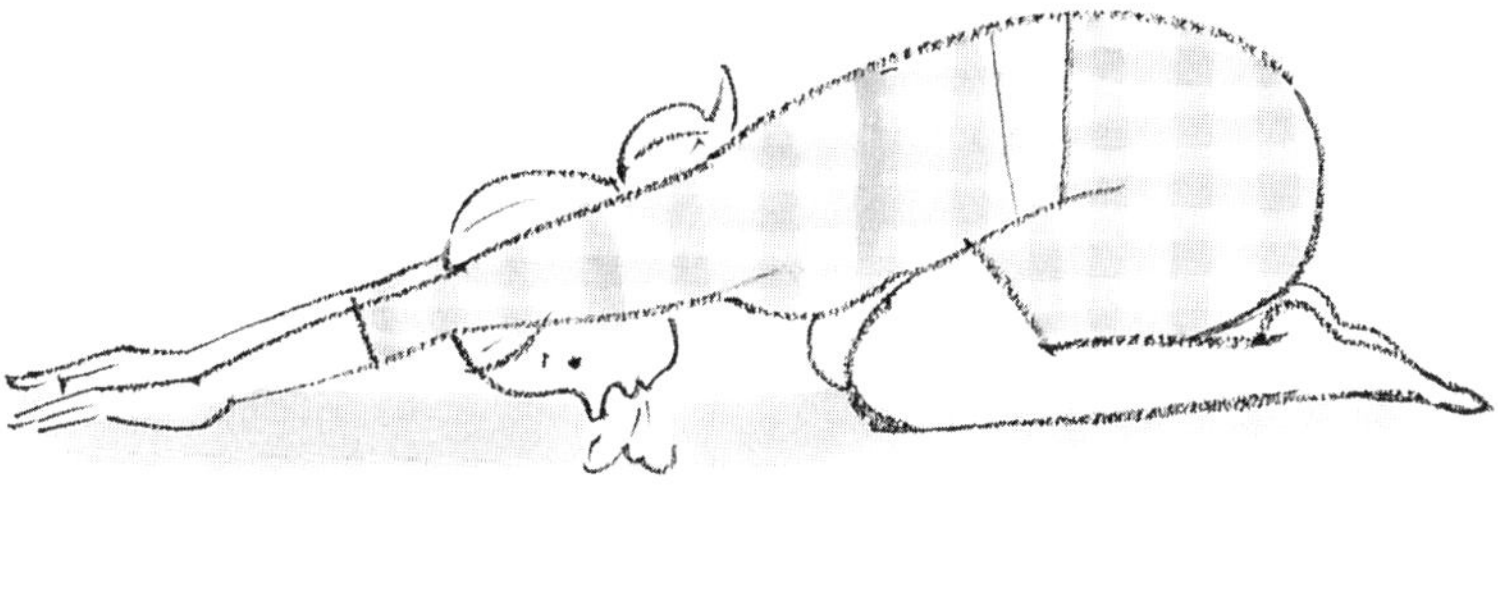

## ② 全身の疲れをとるリラックス法

あおむけになり膝をかかえて腰のストレッチ。膝を腰幅に開き、膝の裏側を手でかかえゴロゴロと左右に腰をゆらす。両腕、両足を上にあげ、息を吐きながらブラブラとゆすり力をぬく

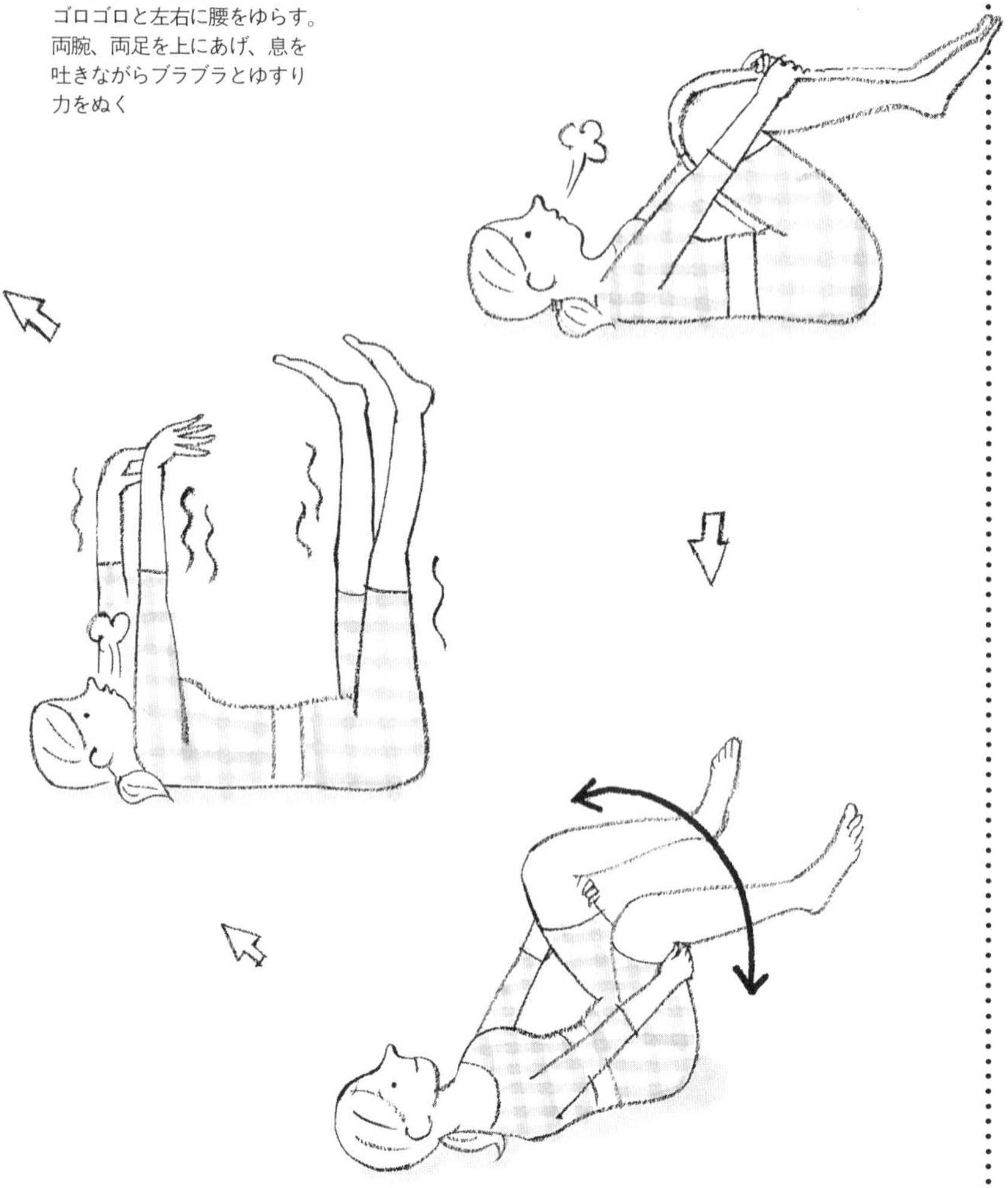

息を吐きながら両膝を右に倒す。顔は左にむける。左に倒す時は顔は右。右、左と両膝を倒しツイストする。そして左手と右足を伸ばし力をぬく。右手、左足も同様に。最後に全身で欠伸をするように伸びあがり、ストーンと力をぬく。両手を脇に戻し、手のひらを上にむけ、目を閉じ、自然にまかせてリラックスする

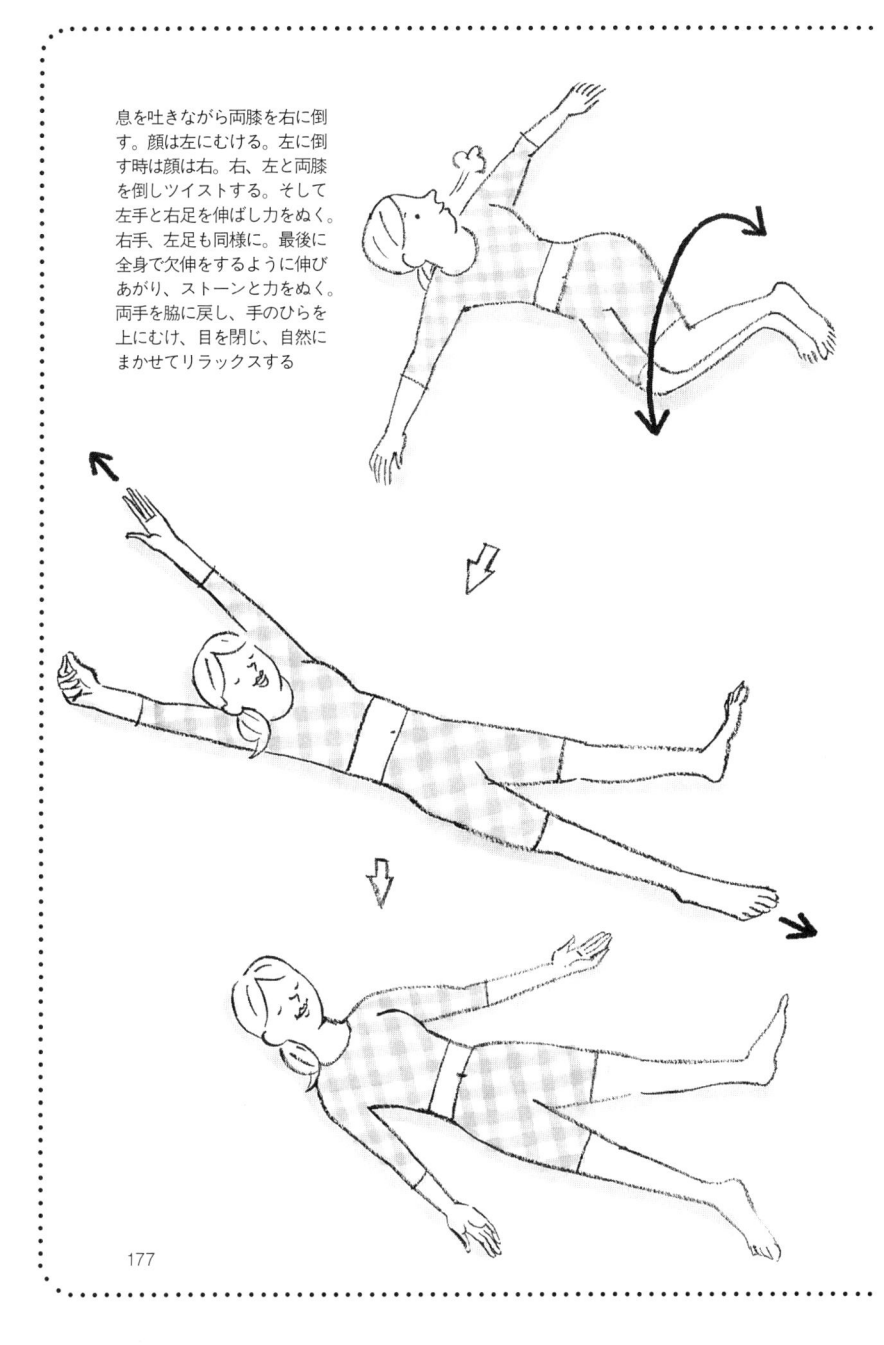

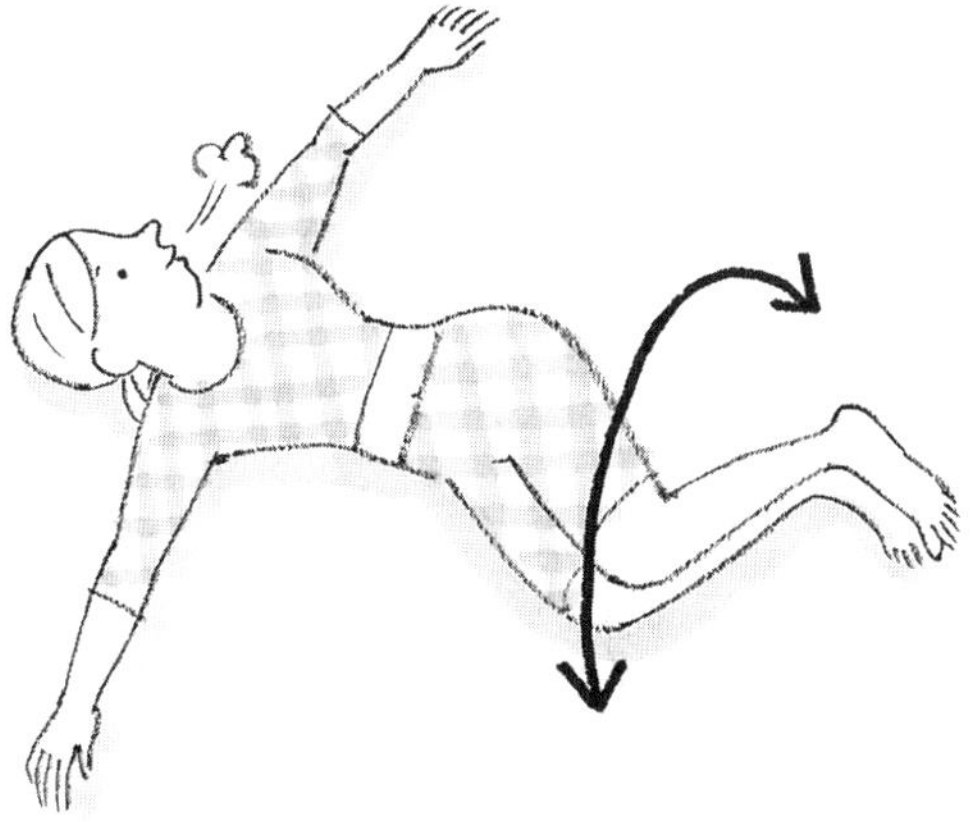

# おわりに

近年、中高年の方がたの健康に対する関心はとみに高まっていて、みなさん、身体を動かすことの大切さは充分承知されているようですが、さて、いったい、どんなふうに身体を動かしていいのか、どのような運動をすればいいのか、わからないという方が大半のようです。改めてスポーツ・ジムに通ったり、フィットネス・クラブに入会するのは気後れする、ウォーキング・シューズや高価なトレーニング用具を購入したけれど継続できなかった、という話をよく聞きます。私は、そのような方たちのために、この本を書きました。人生の折返点を迎えた方がたが心身の健康を保ち、自分の身は自分で守って、さらに充実した日々を送ってほしいと願っているからです。

私がこの本を書きたいと思った動機はもう一つあります。このところ街中でズボンをずり下げ、ズルズルと足を引きずって歩く男の子を見かけないなと思っていたら、こんどは厚底靴をはいた女の子です。危なっかしい姿勢でポックリポックリ歩いています。下着が見えるのもおかまいなし、電車のシートにだらしなく足を広げて座る少女もいます。また、家の中に閉じこもったきり、外に出ようとしない若者が増えているともいわれます。そこまで極端ではないにしても、総じて今の若い人には覇気が感じられません。私にはそれが、日本の社会全体で顕著になってきた気の弛《ゆる》みを映し出す鏡のように思えてならないのです。何よりも今、私たち大人が毅然とした生き方のお手本を示すべきです。その土台となるのもまた、心身の健康です。新しい時代を担う若い人たちのためにも、ぜひとも、この本を手元に置いて（ボロボロになるまで）活用していただきたいと思います。

最後になりましたが、この本を書くにあたって医学面でご指導いただいた筑波大学附属駒場中・高等学校教諭の小沢治夫先生、川崎市立看護短期大学助教授の西端泉先生にお礼申しあげます。また、素敵な絵を描いてくださった角口美絵さん、きれいな装丁をデザインしてくださった郷坪浩子さん、イラストのレイアウトをしてくださった中村香織さん、本の製作にご協力いただいた雑賀節子さん、林谷朋子さんに深く感謝いたします。草思社の増田敦子さんにもお世話になりました。本当に有難うございました。

二〇〇〇年四月吉日

山岡有美

# 参考文献

1　健康運動指導者のためのフィットネス基礎理論
著者／小沢 治夫　西端 泉
(社)日本エアロビックフィットネス協会　1997（改訂版）

2　アレクサンダー式姿勢術
著者／サラ・バーカー　訳／北山耕平　三天書房　1980

3　キネシオロジーの理論と実践
著者／カレン・クリッピンガー・ロバートソン
(社) 日本エアロビックフィットネス協会　1987

4　The Pilates Method of Body conditioning
著者／Sean P. Gallagher & Romana Kryzanowska
BainBridge Books　1999

5　ダンサーズ・ダイエットブック
著者／アレグラ・ケント　訳／鈴木正成　羽田悦子　大修館書店　1992

6　21世紀の健康、体力づくり
著者／青木高　殖田友子　大修館書店　1990

7　フィットネス Q&A
宮下充正　武藤芳照　白山正人　平野裕一　(株) 南光堂　1989

8　ネルソン博士の美しく若返る
著者／ミリアム E・ネルソン　サラ・ウァーニック　訳／米村悠紀子
日之出出版　1999

9　からだのしくみとメカニズム
著者／下重勝雄　日本文芸社　1999

10　エアロビクス&ニュートリション基礎編
著者／山岡有美　菊田敬子　CBS ソニー出版　1987

## 山岡有美

1949年、三重県生まれ。中京女子大学卒業。現在、Yフィットネスコミュニティー主宰。(社)日本エアロビックフィットネス協会、全日本アマチュアエアロビクス連盟、日本ダンスセラピー協会、国際総合ヨガ日本協会東日本連合会各理事。中京女子大学客員教授、日本女子体育大学、法政大学非常勤講師、東都リハビリテーション学院、よみうり日本テレビ文化センター講師。健康運動実践指導者（厚生省）資格認定講師。アメリカスポーツ医学会公認ヘルス・フィットネス・インストラクター。

40歳からきれいな身体をつくる



著者との申し合わせにより検印廃止

2000年5月30日　第1刷発行
2000年9月14日　第4刷発行

著　者　山岡有美
カバー絵 本文イラスト　角口美絵
装丁者　郷坪浩子
発行者　加瀬昌男
発行所　株式会社　草　思　社
〒151-0051　東京都渋谷区千駄ヶ谷2-33-8
電　話　営業03(3470)6565　編集03(3470)6566
振　替　00170-9-23552
印　刷　株式会社精興社
カバー　株式会社大竹美術
製　本　株式会社坂田製本
ISBN4-7942-0973-8
Printed in Japan

草思社刊

しっかりしてよ！介護保険

伊藤直美

このシステムはおかしい、と私は思う——ホスピスを開業する著者が、資格をとる過程で経験した保険制度の矛盾。要介護のランク付けは必要なのか等、疑問点を体験的に書く。

本体1400円

ふたたびの生

柳澤桂子

病床で三十年、ついに死を覚悟した。この点滴を抜いてしまえば……。そのとき奇跡が訪れた。生命科学者が、介護される者の思いと生を取り戻すまでの胸中をつづった感動の書。

本体1400円

58歳からの楽々運転術

徳大寺有恒

年輩の人こそ、安全で快適なドライブを満喫してほしい。四十年以上のキャリアをもつ著者が、自らの体験のすべてを注いだ極意集。定年後の楽しみが増えること間違いなし！

本体1500円

八十路から眺めれば

マルコム・カウリー
小笠原豊樹訳

老いの悪徳と美徳、老人だけに許される愉しみ、そして人生の深い味わいを、八十路を迎えた稀代の名文家カウリーが滋味豊かにつづる。老いてみなければ、見えないものがある。

本体1600円

＊定価は本体価格に消費税を加えた金額になります。